你的反常，他的日常

认识日常生活中的精神病

刘震钟 著

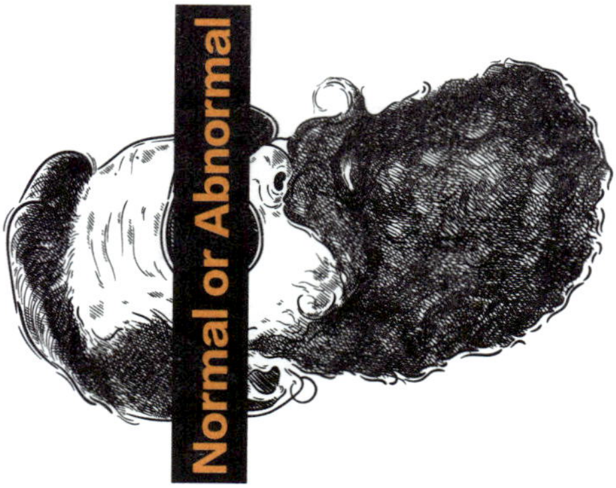

中国工人出版社

简体版序

放下臆测和误解

对于多数人而言，“精神病”是“日常”的例外；对于精神科医师而言，精神病患是我们平常互动的对象。世人对于奇特怪异的“反常”现象免不了会投以关注的眼光，精神病也是其中一个难以理解的族群。误解也罢，排斥也罢，都不能否定这个病确实存在的事实。

奇怪就是病吗？精神病，特别是精神分裂症，是所有精神科专科医师训练过程必修的第一课。就算不够精熟，也绝不陌生，换言之，每位精神科医师应该都能诊断精神分裂症。然而对于非精神健康相关的专业人员来说，精神病仍是令人难以捉摸、无法理解，甚至常被误解的一个命题。为什么在专业人员与一般读者之间会有这么大的鸿沟？这是写这本书时的一大挑战。于是我站在一个微妙的立场：一方面提的是专业医师们早已耳熟能详的老生常谈；另一方面则试图让普罗大众对精神疾病有正确的认知。我深信专业知识也能深入浅出，执笔本书的初衷，就是希望读者摆脱莫须有的臆测与误解，获得正确的知识，守护自己和家人的精神健康。

本书第一章先用比较多的形容词让读者习惯精神科有趣的现象，介绍什么是精神疾病，怎样才算是精神病；第二章选取生活中常见的故事或新闻事件，来厘清病与非病之间的界线；第三章列举常见的各类精神病，简介个别病症的主要症状及可能的应对方式；第四章记录精神分裂症患者在长期病程中的日常生活，期盼读者能有多一点儿了解、包容与尊重；第五章是近来进行早期精神病相关研究常碰到的两难，希望在强调预防的同时，不至于造成过度担心；第六章是慢性精神病的日常生活重点提示，只求特效药或是一味排斥用药都不妥。在复原的路上，除了就医服药外，还有其他功课要修炼。

全书不提供个别精神病的诊断准则，也没有提供自我筛检的量表工具，避免自己对号入座，或是用这样的框架将周遭看不顺眼的人贴上标签。我也试图打破追求“确诊”的迷思，把重心回归到“出现哪些现象时可能是病了”“精神生病时该怎么办会比较好”上。全书大量直接使用“精神病”三个字，尽管有人提醒我有些人可能不太习惯，读了会不舒服，我还是决定用这个方式，试着让读者对这三个字“减敏感（desensitization）”。

台湾版书名《不只是怪，可能是病了：认识日常生活中的精神病》，源于精神分析学家弗洛伊德的名著《日常生活的心理分析》（The Psychopathology of Everyday Life，直译为“日常生活的精神病理”），类比精神病其实也是日常生活中不经意间就可以察觉到的状况。只要愿意坦然接受“病了”，就可以明白一些原本令人纳闷的现象，不一定非得用专业的眼光才能解析。同样地，当我们尝试从心理角度去分析，却还是很难解读某些特别的现象时，也别忘了考虑或许是生理疾病的可能性。

书中的故事，除了媒体新闻的案例大致依其报道来描述，其他的是我接触过的个案，以及同事、机构中的见闻。文中删减了部分当事人的特征及病情相关内容，避免个人病历赤裸呈现。由于有些精神病的症状较常见，读者请别急着问：“是在说我吗？”通篇读完后应该可以知道这只是巧合，就算真是用某人的故事，也只是雏形而已。

感谢二十多年来跟我有缘互动的个案和主要照顾者，这本书是我从你们身上学习和体会到的精华。这本书原本是写给台湾地区读者的，所举的例子、个案的生活背景、社会文化的特色等，都可能会影响精神病症状所呈现的内容，但精神病的形式与类别则应该大同小异，值得提供更多读者参考。

前　言

是病非病的界线

病名大会串

你“焦虑”吗？你“忧郁”吗？你觉得“烦‘躁郁’闷”吗？这些形容词对一般人而言并不陌生，在日常生活中我们或多或少会因为即将发生的重要事件、紧急突发的状况、拖了好久却还没解决的问题而困扰。这些不管来自学校或职场，有关爱情或亲情、牵涉金钱或者人际纠葛的各式压力，都可能给你带来高低起伏、五味杂陈的情绪反应，甚至干扰了日常生活。但这些扰人的感受，是病吗？

案例一

忧郁的年轻小姐

一位年轻小姐来看诊，说她最近快烦死了，心情闷到很想打人，觉得自己快得抑郁症了。她说："都是我男朋友害的，他可能有强迫症，因为他总是规定我裙子不能穿得太短，不可以跟别的男生讲话，晚上call我一定要马上回call，强迫我都要听他的，不然就会大发脾气，非常恐怖！我压力超大的，被他搞得快要得抑郁症了！"

案例一

听到重要机密的男子

诊所出现了一位男性，说他最近非常沮丧、每天失眠，因为一直听到有人告诉他许多重要机密，“你们不懂，我不是在幻想，是真的听到有人在跟我说很多重要的事，很紧急也很复杂，不弄清楚会出人命的。只是他们常常又不讲清楚，有时还测试我到底了解没。路人的眼神、电视上的新闻、半夜外面的喇叭声，都在传达讯息给我，我被弄得好烦、整得好惨，可是都没人相信我。难道连你也是他们一伙的，一起耍我吗?”但一旁家属却摇头悄声说：“这一切都是他脑子里的幻想。”

试着想象某一天，股市崩盘金融危机再起，眼看着毕生积蓄即将付诸流水；或是公司突然倒闭，工作与退休金一夕之间成为泡影。又比方经历生死瞬间的意外，失去至亲好友，或者目睹老公和自己的闺密相交暧昧、为老板卖命却被出卖成为代罪羔羊……这时候似乎需要更强烈的字眼，才足以描述这种非常状况：彻夜“失眠”、有时“厌食”、有时“暴食”、觉得“恐慌”、总不由得想“强迫”自己忘记、有时失神“解离”，或是“自闭”才能摆脱“创伤”。

然而顾及现实的需要，你仍得打起精神以应付每一天。人前若无其事地硬撑着，人后却暗自啜泣，觉得自己濒临“人格分裂”或是“精神分裂”。有时幻想突然有个神仙出现，许你三个愿望化解一切烦忧，但事与愿违，通常可能出现不断被责备的“幻听”，比如“不好好加油，在做什么白日梦”！走在路上对陌生人的眼神产生“错觉”，好像周遭充满敌意，或是嘲笑，甚至发展出“被害妄想”，觉得一切的不顺都是某某人的阴谋。

上面描述的状况好像越来越严重，不过即便到了自以为有幻听、被害妄想的程度，还很难确定这样是不是病了。虽然上述许多引号里的形容词后面加个“症”字，就变成精神疾患的名称，不过精神科的诊断却不能只靠望文生义就对号入座。

比如，“自闭症”不是说这个人内向害羞、不喜欢和外人交际往来，而是指从小就陆续浮现的语言及社交发展障碍；此外“一个人因为必须在不同场合扮演不同角色，结果产生了价值混淆和负面情绪”的情形也并非“精神分裂症”。大众从病名字面上所产生的联想，与临床上医师判别病况的标准，两者差距甚大，而且临床上并没有所谓的“抑郁症”或“幻想症”。

几年前连续发生名人自杀事件时，媒体大肆报道抑郁症相关的新闻，一般民众似乎因此比较不忌讳看精神科了，甚至出现不少担心自己得了某某精神疾病而来就医的个案，特别是都市族群。原本我以为这是社会进步的现象，但对不特定的大众进行相关教育时，却发现令人啼笑皆非的误解，甚至恐慌。曾有个案看诊后如释重负说："还好只是焦虑症，不是抑郁症，我很怕死的，怎么可以去自杀？"言下之意好像得了抑郁症的人一定会自杀，或是有想死的念头才是抑郁症。

这样算是病了吗

关于大众对精神疾病的虑病心态与误解，还有一个例子。2007 年，台大医院精神部希望从病患发病早期，即开始进行精神分裂症（Schizophrenia）的追踪研究，因此开设了"思觉功能障碍"特别门诊。8 月间，有一场精神分裂症国际研讨会，许多媒体记者针对这个特别门诊进行了采访。不久，某大报的头版头条新闻出现《青少年叛逆当心是精神分裂》的标题，内页详细介绍疑似精神分裂症的前驱症状，并为了平衡报道，还采访外院的医师，把叛逆行为和精神病（Psychosis）的差别做了解释。结果呢？

报纸出刊前，原本一个月中来看特别门诊的不到10人次，见报之后，不但门诊人数爆增，医师还得提供看诊以外的时间进行评估。

为了招募疑似前驱期或初次发病的精神分裂症个案，这是必要的过程，在那一波大量的门诊人潮中，有三分之一左右是我们设定想要邀请参加研究的对象。然而，那些不是收案主要对象的人，真的都“没病”吗？其实，非主要对象的其他个案分别是患了强迫症、社交畏惧症、自闭症/亚斯柏格症、抑郁症、躁郁症、器质性脑症候群、药物引起的精神病症、心身症、失眠症、暴食症……

更引起我注意的是，有些人的困扰甚至谈不上是“症”，但也来挂门诊：压力情绪反应、情绪行为障碍，或整天宅在家里、网络成瘾、亲子互动不良等。面对他们，医生不能只说“恭喜你，你不像精神分裂症，请放心”就算了。

到底病与非病之间，能不能画出界线？分别又该如何处理？

这是许多人共同的问题。怎样才算生病？精神为什么会生病？医生到底怎么诊断的？这个病和那个病有什么不同？分裂症是不是最严重，而且医不好？“疑似前驱期”是什么意思，用白话文是说我快疯了吗？这些问题，本书都将一一回答。

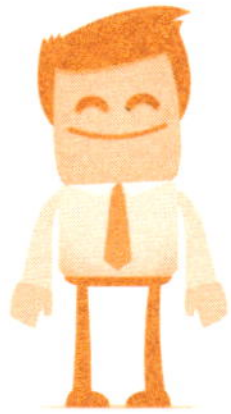

目　录
CONTENTS

第一章

什么是精神病

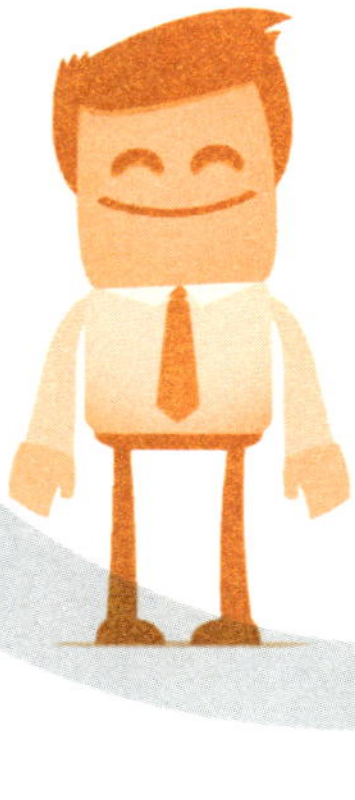

人体跟电脑一样，有死机需要维修的时候。

那么，精神为什么会生病？

又有什么病征呢？

精神为什么会生病

提到精神科或精神疾病，相信不少人都会有这个疑问：相对于心脏病、肠胃炎、青光眼等叫得出名字的身体疾病，精神疾病对应的是哪一处身体器官？而相对于糖尿病、高血压、内分泌失调等朗朗上口的全身性问题，精神疾病又是根据哪一项生理指标来界定？

所谓“精神”到底是什么

根本的问题是，“精神”到底是指什么？“精神疾病”是“心理”的问题，还是“脑神经”的问题？

这些问题细究下去可能会陷入哲学式的思辨。

我的老师胡海国教授，一向用 ABCD 四个层面来教导我们：“一个人的情绪（affect）、行为（behavior）、认知（cognition），以及基本的呼吸、心跳等生理力

（drive），构成了所谓的‘精神’，因此精神不是一个抽象的专有名词，而是以这四个层面不断地让人经验这个世界的状态。”（摘自《一股脑全知道》，财团法人精神健康基金会）

这些层面的功能，都是由自我意识的中心，亦即头脑来掌管。“脑”是开放性的器官，从胚胎成形开始，一辈子不断地接受外在经验的刺激、塑形、磨炼，不停地与内在经验比对、调整、融和，以做出最有利于自身的行为反应。神经科及神经系统的医学虽然也是研究关于“脑”的疾病，但通常神经科关注的是，脑中某个特定构造或部位于实质病变或损伤时所发生的问题，与精神科所关注的层面有微妙的差别。

人有时候也会死机

既然“精神”就像一组重要器官，对于个体有不可或缺的功能，自然地就如身体各部位，在某些状况下也会生病。各种可能影响到全身特别是脑部健康的状况，例如感染、外伤、发炎、血管循环障碍、肿瘤、营养不良、代谢异常、退化，甚至外在压力等，都可能造成精神方面的问题，通过上述四个层面的异常来表现。

用现代人熟悉的电脑来比拟大脑的功能，也有助于理解精神为什么会生病——没有故障的电脑其功能正常、运作顺畅，但若碰到硬件损坏、软件冲突甚至中毒时，不管即时修复、线上抢救的功能有多强，偶尔还是会发生死机的情况，有时甚至影响整个系统和网络。

精神出问题，便类似电脑死机，会出现多严重的问题，要看损害的部位与严重程度。有时只是处理速度变慢，有时出现异常的反应与运作，有时则完全停摆，甚至影响到其他人，造成一场灾难。

肉体平时可以通过锻炼而强化，生病时则需要治疗调养；电脑平时可以扫毒、自我检查、升级防护措施，死机了就进厂维修重整；精神也不例外。保持健康的生活习惯、适当地休息、适度地挑战、自在地与他人及社会联结互动，保有一定的弹性来应对外界变化。一旦精神生病时，也可比照上面的模式，适时接受医疗，可让个体尽快安定下来，重拾精神健康。

压力与体质交互影响

一样米养百样人，每个人体质、身处环境不同，有些人就是比别人容易生病。比如，冬天时，偶尔会看到新闻报道寒流来袭温度骤降，一夜间全台不少人猝死。那么，是谁比较容易“遭殃”呢？是上了年纪、大病初愈身体虚弱、有多重慢性疾病的人，还是有潜藏的严重心血管问题的人？或是连基本的温饱都无法满足的游民？还是不把寒流当一回事儿，硬去挑战生理极限的年轻族群？

精神疾病的发生，大概也可以从这个角度来理解，即是所谓的“压力—体质模型”（stress – diathesis model）。每个人或多或少都有体质上的弱点，不巧刚好在这上头加诸一点儿压力，两者交互影响下，结果可能很快就出问题。比方同样遭受重大打击，例如家人过世、被好友倒债、爱人劈腿等，复原能力（resilience）超强的人，就是可以在短时间浴火重生，但大多数的人需要一段时间沉淀、休养生息之后才能重新出发；而部分先天不良加上后天失调的人，可能就此一蹶不振。

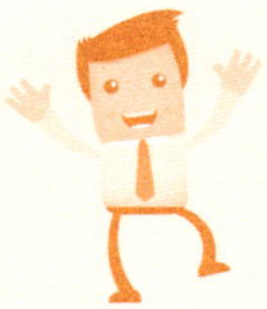

|小|常|识|

压力—体质模型
(Stress – Diathesis Model)

一个用来解释为何有些人在某些压力下会出现特定的精神病理（例如精神分裂症、抑郁症、药酒瘾等），有些人则不会受到太大影响的理论模型。体质是指任何遗传、生理或心理上的弱点；对于某些压力特别敏感、较容易发生某一种精神疾病，体质上存在有很大的个别差异。压力是指任何会影响到个人心理均衡状态的事件，考验潜在的弱点，一旦压力超过体质可负荷的临界线，则会发生精神疾病。

不过，影响“精神”的“体质”，可不是单指遗传而已。神经细胞的发展、组织、联结、反应、整体功能强度等，在胚胎发育和从婴幼儿到青春期的发展过程中，是否有适当的营养、是否受到伤害等，都会影响一个人的反应模式。而所谓的“压力”，也不单指遭逢巨变带来的心理压力，而是任何会改变个体精神状态的生物（biological）、心理（psychological）和社会（social）因子，都可以视之为压力。

总之，当体质上的脆弱性（vulnerability）碰上超出承受范围的压力时，精神就容易生病。当然，有些病受体质因素影响较大，不需太大压力就会发病，例如，自闭症、精神分裂症等，甚至不一定找得出诱发生病的压力源头；有些病受体质因素影响较小，例如有些人生性谨慎、负责、忠诚，多半时候都适应良好，只有在某个重大关卡过不去时，才发生焦虑、恐慌。

精神疾病中的精神病

精神疾病与精神病

在一场演讲的开头，我做了两张投影片，上面的字分别是“在病与非病之间：如何及早发现精神疾病”“在病与非病之间：如何及早发现精神病”。前后切换了几次，像是做心理学实验，或是“大家来找碴儿”游戏般，想看看听众有无发现什么不同。

很少人第一时间就注意到两张投影片的差异，有人以为机器出问题，有人以为我多放一张投影片，有些人在受提醒之后，还要再多看几次才能发现。找到多出来的那个字后，还是有人会这么想：“到底‘精神疾病’和‘精神病’有什么不同?”

简单说，精神疾病是指思考、情绪、知觉、认知、行为等精神状态表现异常，致使其适应生活之功能发生障碍，需给予医疗及照顾之各种疾病，范围包括了从儿童期发展障碍到老年退化的问题、精神病、精神官能症、酒瘾、药瘾等。也就是说，在疾病分类的集合从属关系中，精神疾病是范围最广的一个概念，精神病则是属于其下的一类（如图一）。

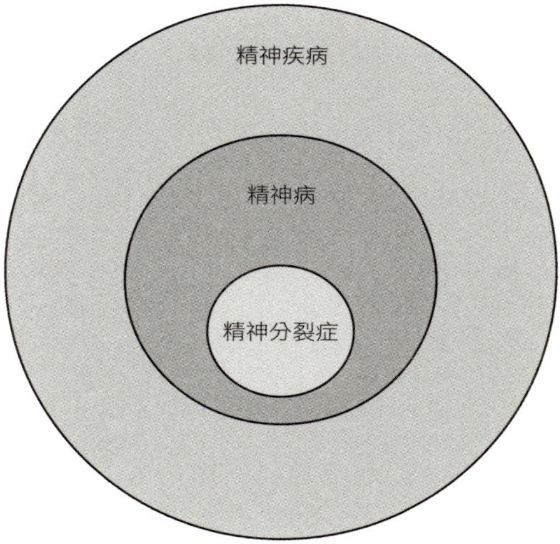

图一　精神疾病分类示意图

前面曾说过“精神”包括了思考、情绪、知觉、认知、行为等层面，也提到我们会用恐慌、强迫、失眠、妄想、厌食等字眼来形容精神状态，如果状况严重到某个程度时，后面再加一个“症”字，就变成精神疾病，例如“恐慌症”“妄想症”等；但可不是每个形容词配上“症”，就变成一种病，比如就没有“抑郁症”或是“幻想症”。

只不过，症状严重也不见得一定是病了，还必须确定是否够“严重”。这可就包括症状数目的多寡、出现的频率、强度、持续的时间等，还要评估对个人主观感受、客观生活、工作、社会角色等层面的影响有多大，也要考虑是否只是单纯反应目前所处的生活情境、事件的压力大小，以及个人应对压力的习惯等。

医学上通常会把一串经常同时出现，或有共同特征的症状，归为某一种精神疾病，例如，对什么小事情都担心，没有特别焦虑的单一对象，被归类为“广泛性焦虑症”。而相近的精神疾病又被归为一大类项下，例如，焦虑相关疾患包含了广泛性焦虑症、恐慌症、畏惧症、转化症、解离症、社交畏惧症等。这是参考了统计上的相关性，认为这些情况可能有相近的病因、致病机转、发病模式、临床现象、治疗方式及长期的病程和治疗反应。

精神病与精神官能症的区别

早先，医生曾经把精神疾病分为精神病（psychosis）和精神官能症（neurosis）两大区块，认为前者呈现的症状，几乎无法用神经学的知识解释，所以是属于“精神”层面的问题，而后者的症状，可以用神经系统的病理脉络来解释。现在虽已不用这样单纯的方法来区分精神疾病，但这两个名词则沿用下来。

医界也曾将“精神病”界定为较严重的（major）精神疾病，而“精神官能症”则指轻型（minor）的精神疾病。但其实，精神病，例如精神分裂症也有恢复得不错的个案，而有些精神官能症，例如强迫症或饮食疾患则着实病得不轻。此外，精神官能症的发生率远高于精神病，所以有较多的人受其困扰。若说他们患的是“轻型”精神疾病，反而容易让人忽略这些常见疾病的重要性。因此这样的区分也有商榷空间。

另外，也有人用“病识感”，亦即“是否觉得自己生病了”来区分。精神病患知觉的经验世界跟现实脱节太大，旁人一看就觉有异，患者却不自知。而精神官能症患者多半外表看来与常人无异，但觉得自己很痛苦，经常被认为无病呻吟。

不论用哪一种方法来区分、理解，当中重叠的部分还是很多，二者之间难免有模糊地带。何况很多时候问题没那么单纯，若加上药瘾、酒瘾、人格疾患、发展障碍等问题，一个人可能同时符合两种以上的诊断，即所谓“共病”（comorbidity）。因此精神疾病的样貌，在一般人眼中就像雾里看花，偏偏医生的判断有时和一般人的想象有落差，患者也常搞不太懂不同病症之间的差别。

若用比喻来说明，请先想象眼前有一位黑头发、黄皮肤、中等身材，但看似“外籍人士”的男士，请你判断他是泰国人、越南人、印尼人、菲律宾人、马来西亚人？一般人要区别精神官能症就像是这种情形。除非你跟这些族群的朋友往来密切，否则很难立刻下断语。相对来说，如果面前出现的是金发碧眼的白人，就算不确定是哪一国人，也不难推测应该是来自欧美国家。一般人要试着区辨不同的精神病，大概会是类似的情形。

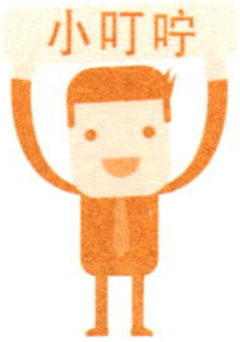

精神疾病家族十分庞大，症状样貌既多且繁，若非专业医疗人员，实在不容易分清楚哩！

我假设读者对精神方面的疾病还不太熟悉，因此在用一串类似的病名和形容词轰炸之后，不想再把大家搞得更迷糊，本书锁定讨论的，是对一般人来说比较明显、也较容易辨识的“精神病”。

精神病的特征

在多元文化的大千世界里，总有一些特立独行的奇人异士，有时真的很难只用简单的“病 VS 非病”二分法来思考。比如，A 是未被雕琢的艺术瑰宝，B 是得了精神病的潦倒艺人；C 是爱搞怪有创意的年轻表演新星，D 是躁症发作在胡言乱语；E 是开了天眼有灵通，F 是精神分裂症在和幻觉沟通；G 是爱得太深的痴心汉，H 是患了妄想症的恐怖情人。那么，有没有一些特征可以帮助我们区别这些人的差异？

通常医生不会只根据一两个特点，就说这个人有精神病，而是需要充足的资讯，较长时间的观察，试着了解主观的诠释与感觉，再做出尽量客观的判断，特别是当患者呈现以下的各种状况时：

现实感障碍

现实感（reality testing）出现障碍，是精神病最常被提到的定义，但我总觉得这样的说明听起来太抽象。我们再回到胡海国教授给“精神”下的注解：当情绪、行为、认知、基本生理力发生明显障碍，以致无法适当辨识现实状态、无法与他人合理地沟通联结，严重到会影响一个人处理现实中的人、事、物时，很可能就是精神病得不轻了。

1. 外显奇异的表征

满身零乱的行头、散出阵阵异味、油腻结块的发须，拎着又大又破旧的背包，他是寒风中在地下道一角打地铺的游民。眼神茫然地望向你，口中嘟囔着完全听不懂的话，傻笑一下，突然又勃然大怒似的骂了一声。

一般人碰到这副模样的人，一定退避三舍，因为“现实感”告诉我们：这个人不对劲。他的“现实感”可能和你我不同，很难预测他在想什么、为什么这身打扮、是怒还是笑、接下来会做什么，等等。

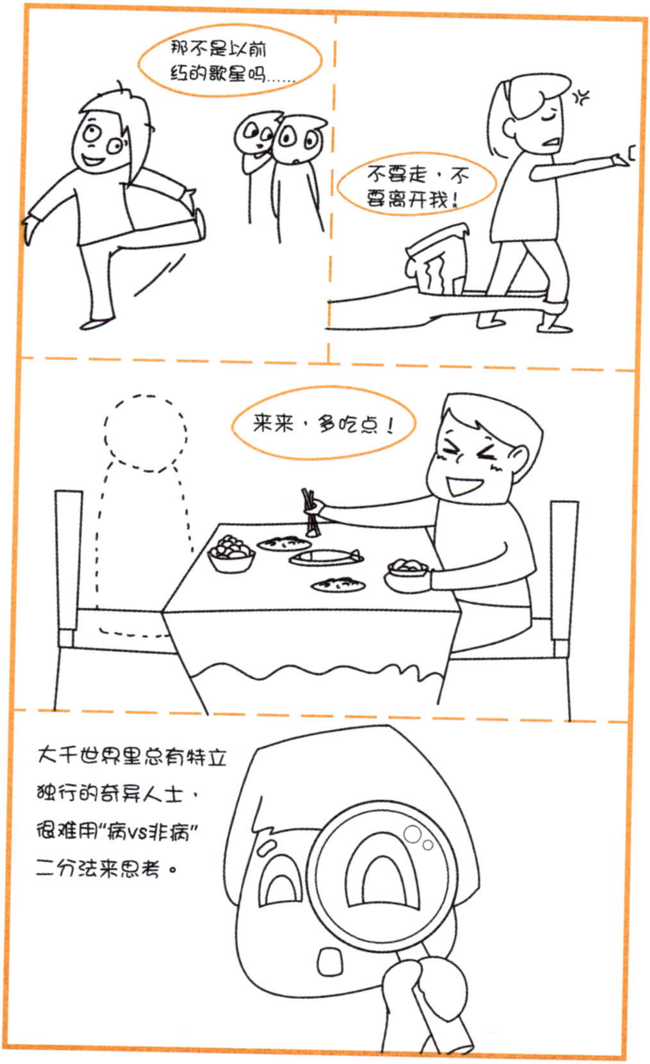
那不是以前
红的歌星吗……
不要走，不
要离开我！
来来，多吃点！
太千世界里总有特立
独行的奇异人士，
很难用“病vs非病”
二分法来思考。

对医生而言，奇异的外显模样是个参考。很多人也会用这样的“原型”来判断对方是不是精神病患。但话又说回来，一如前文一再强调的，不是每位这副尊容的人都是精神病患，也不是每位患者都仿佛额头上清楚写着“我是精神病”那么容易辨别。常有家属问：“他又不会自言自语，为什么是精神病?”答案之一是，他或许还有能力压抑、告诫自己不要在外人面前自言自语；而更多的答案，需要探察个案的内在才能明白。

2. 内在扭曲的世界

当个案说他听得到别人听不见的声音、看得见别人看不见的影像、坚信完全没有根据的事情，或从很薄弱的讯息推衍出很繁复的结论，且产生相对应的情绪反应时，我们也可以看出，他的现实感不对了。有的病患甚至根据这些感觉与想法，做出旁人觉得离谱的行为。但不一定要到外显行为有问题才算生病，且若他的因应行为是退缩、防卫、孤立，旁人就更难察觉到。

幻觉与妄想，是现实感出现障碍时，最常被用来举例说明的现象。患者脑子里出现的、心里感受到的，可能是充满冲突矛盾的讯息，让他不知所措，又缺乏适当的言语来描述。而一般人也不知道要怎么和他沟通，来澄清他内在经历到的扭曲的世界，所以多半还是要靠更仔细、更深入的观察，与足够的同理心去评估。

不成比例的情绪行为反应

举个例子，A 先生嫌邻居太吵，跟对方沟通不来，决定搬家。但搬了多次，同样的抱怨一再出现，最后家人觉得老是为了耳根不清静又要打包走路，太累人了，于是决定不再搬家。但 A 先生仍嫌新邻居太吵，且这回不单是沟通不来，还大吵了一架。之后 A 先生开始担心邻居是不是有黑道撑腰，不然怎么敢那么凶，于是出门一定要眼观六路、耳听八方，随时注意是不是被跟踪，也尽量不在同一时间走同一条路线，免得被盯上，一点儿风吹草动就紧张兮兮，弄得全家不得安生。

一般人看到 A 先生的反应，多半会想他的反应很特异，是否谍报侦探片看太多了。若连价值观、生活形态相近的家人，也都觉得 A 先生的情绪行为反应太离谱，且无法以一般人可接受的道理说服他，那么，A 先生很可能是精神生病了。

要判断是否超乎正常，需要很多的经验，才能融合客观的观察和个案主观的经验世界，来理解个案的情绪行为反应是否不可理解（un - understandable），或不成比例（disproportionate）。

缺乏病识感

前一节提到的精神官能症如焦虑症、恐慌症的患者，多半外表看来与一般人无异，但主观上觉得自己病了，需要帮助，有时甚至令人觉得他无病呻吟。相反地，精神病患者的特点之一，是旁人多少看出他有些不对劲时，当事人却不觉得自己有问题，这也是不容易让他们就医的原因之一。

这一点，从精神病患初次就医的情境可以看得出来。不管是门诊、急诊或住院的头几天，医生常会听到患者的这类申辩：“我明明有听到声音，不是幻想出来的，为什么说我有幻觉？我刚刚还在那路口看到一辆黑头车，就是那些人派来盯我的，不去查他，还把我带来医院，说我生病了。什么我有病，你们才有病啊！”通常就医越晚，患者越倾向用自己的想法来理解这一切，病识感也就越差。

在患者缺乏病识感的情况下，旁人很难用道理说服他。他的想法、推论，你觉得实在不可理喻，他却认为这不言而喻。当然，病识感也不是全有或全无，就像病与非病，有无之间存在着模糊地带。

第二章

在病与非病之间

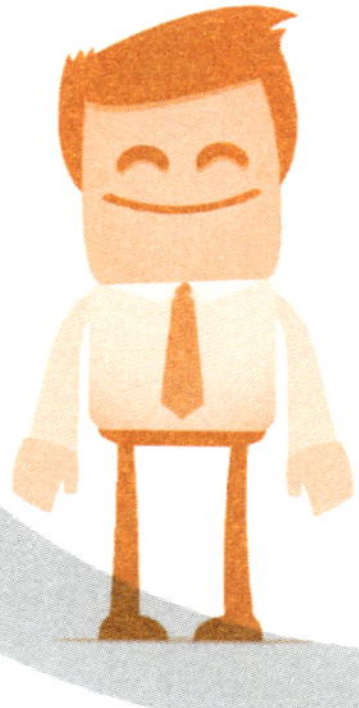

精神疾病症状繁杂，受体质、个性等个人因素影响，再加上无法用仪器检测，在诊断上有其受限与困难之处。

在病与非病之间，不见得有明显的分隔线。不妨先用欣赏的角度去理解“啊！原来也有这样的人哪”而当你试着这样做，却还是担心多于有趣时……

是病了还是没病

前文提到，本书想从离正常较远的那一端，带大家认识精神病，因为对比强烈让人比较容易分辨。现在就试着从下面几个典型的例子开始吧！

是痴、是傻，还是病

也许你对这则几年前的新闻还有印象：

一位在科技业任职的女博士，通过网络影音聊天室认识了一位白人熟男。对方秀出英挺军装照，自称是美国中情局 CIA 局长，参加过重要战役，还负责反恐任务。女博士与其陷入热恋，深信不疑。对方表示要娶她，正准备安排相关事宜，但因身份特殊，要她配合“保护最高机密”。

女子应对方要求汇了大笔美金给他，却在拿着对方寄来的假支票领钱时被逮。警方认为这又是一起典型国际诈骗集团的案例，但是女博士坚信对方深爱着她，从不觉得是被骗了，还出书记录这段动人的cyber love。这是痴、是傻，还是病？

也许你觉得，学历这么高的人怎么会做出这么离谱的事，一定是病了吧！但，可不是学历高的人就不会被骗。电话诈骗事件层出不穷，不管新闻媒体如何一再报道，邮局、银行、警察怎样拼命防堵，类似的案例还是一桩一桩发生，而且不是只有退休人士或生活太过单纯的老人家才会被骗，事实上各行各业、不分教育程度，几乎都有人上当。难道是受害者头脑太简单，或精神状况有问题吗？

有个女儿带妈妈来看门诊，问诊时，那位妈妈一直说："我实在太丢脸了，平常那么精明，那天一听到儿子被绑架，电话里出现一个男生的声音，很痛苦地一直叫妈妈，整个人心都慌了，几十万元就汇出去。”被骗之后，妈妈怕被人家笑笨，不敢讲，但是心里又苦又闷又懊恼，女儿看到母亲的情绪很不对劲，担心是得了抑郁症，因此带母亲来看门诊。心事讲开之后，情绪也得到宣泄，看起来一切都正常，不笨不傻也没病，但是被诈骗的当天却像被鬼迷了心窍，这到底是怎么回事儿？

我只能说，在病和非病之间，有很多因素交互作用，原本的个性、目前生活情境，以及内心纠结已久的困扰，都会互相影响，导致一时判断失误。因此临床实务上，医生不会单用一个现象、一个想法，或是突然脱序的言行来推断。尤其是未与当事人直接会谈澄清的情况下，大众只凭社会新闻、网络传言、小道消息来推论当事人患了什么病的做法完全不可取，恐怕连当事人有病没病都还不能确定呢。

令人疯狂的爱

一对中年夫妻一起来看门诊，太太委屈又气愤地说："我终于忍不住，已经二十年了，从结婚开始就这样，他（指先生）醋劲很大，我只要跟男生讲一句话，他回家就会一直问我那个人是谁，怎么那么巧，为什么会碰到他，如果只是认识没有很熟，那为什么我的态度会这么亲切？不管我怎么解释，他都有话讲，压力好大，每次都要想尽办法安抚他，最后只好避开所有社交活动。"

有人就是喜欢浓得化不开的爱情，不是吗？而且既然隐忍了二十年，为何现在才来看诊？原来，先生竟然怀疑她跟儿子有染，甚至对母子平日的相处互动也会吃醋，先生甚至直接跟儿子说："你都上大学了，应该自己出去住。"而且真的帮儿子租房子，不让他住家里。这位太太为了儿子，下定决心要带先生一起来看门诊。

要劝这样的人来看精神科，当然费了一番功夫，恰好这位先生还有别的问题，所以用其他的理由哄他来就诊。会谈当中太太适时补充资讯，我才有办法分辨先生的精神状态的确出了问题，"爱过头"只是部分的表象

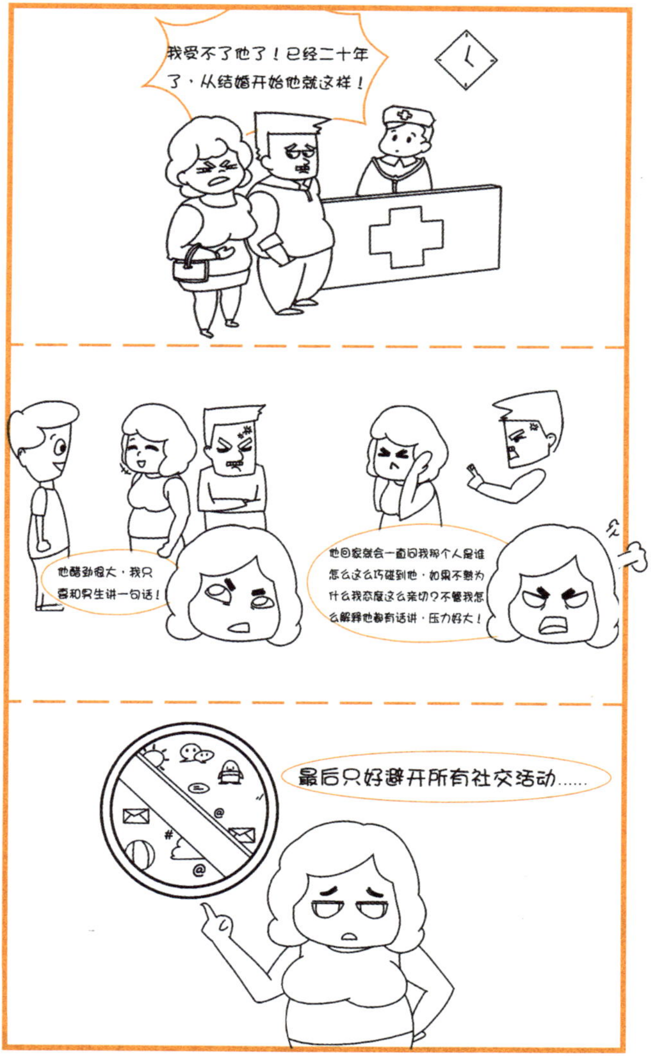
我受不了他了！已经二十年了，从结婚开始他就这样！
他醋劲很大，我只要和男生讲一句话！
他回家就会一直问我那个人是谁怎么这么巧碰到他，如果不熟为什么我态度这么亲切？不管我怎么解释他都有话讲，压力好大！
最后只好避开所有社交活动……

而已。

此外，在社会事件中，也经常可见加害者拿“爱”当作手段，在满足受害者内心脆弱之处的同时，以“爱”来操纵受害者。例如，电话交友诈骗事件，诈骗集团通过电话与被害人交朋友，编造坎坷的身世骗走被害人的老本，被害人甚至连对方的手都没摸到呢！

情人眼里出西施，人在爱情里很容易变得傻傻的，很难说是爱、是笨，还是病。不是也有人说爱情本来就是疯狂的吗？不过严重到称得上“精神病”的苦主，应该只是少数。

就是爱买

看到富豪一掷千金，买上亿豪宅、千万超跑，面不改色，一般人通常不觉得有何奇怪。但若一介平凡上班族，突然开始研究命盘，认定自己就要发大财，讲究起一身行头，把子女转去贵族学校，聚会时大方买单，投资也毫不手软，看房、看车，一中意就下订金，信用卡刷爆还要求提高额度，到最后付不起，家人只得帮忙还债，法律纠纷也找上门来。这，是病了吗？

这是某位躁郁症患者活生生的写照。但是，花费的多寡并非是判断是否生病的唯一标准，还要以生活价值和心态来评估。有位粉领族非常爱买东西，家里堆满了上百件衣服、上百双的鞋子，她说只要有饭吃，有地方住就好，但就是无法不购物。她不认为这样有什么不对，觉得这是最能让自己开心的事。旁人能说什么呢？

自得其乐有何不可

如果某些独特的行为不妨碍到别人，是怪是病应该都不打紧。有人喜欢捡拾东西，觉得可以收集到奇特而好玩的物品，例如，肖似观世音菩萨的木头、纹路像山水泼墨画的石头等。但如果沿路捡东西回家，不管是枯枝、残叶、广告传单、空瓶罐、用坏的文具、破旧的衣物等，或者一般人眼中的垃圾，捡回家后又随便摆放，没有分类、收拾、再利用，被家人问捡这些回来干吗时，只丢下一句：“我在做环保啊！”这恐怕是有些怪过头了。

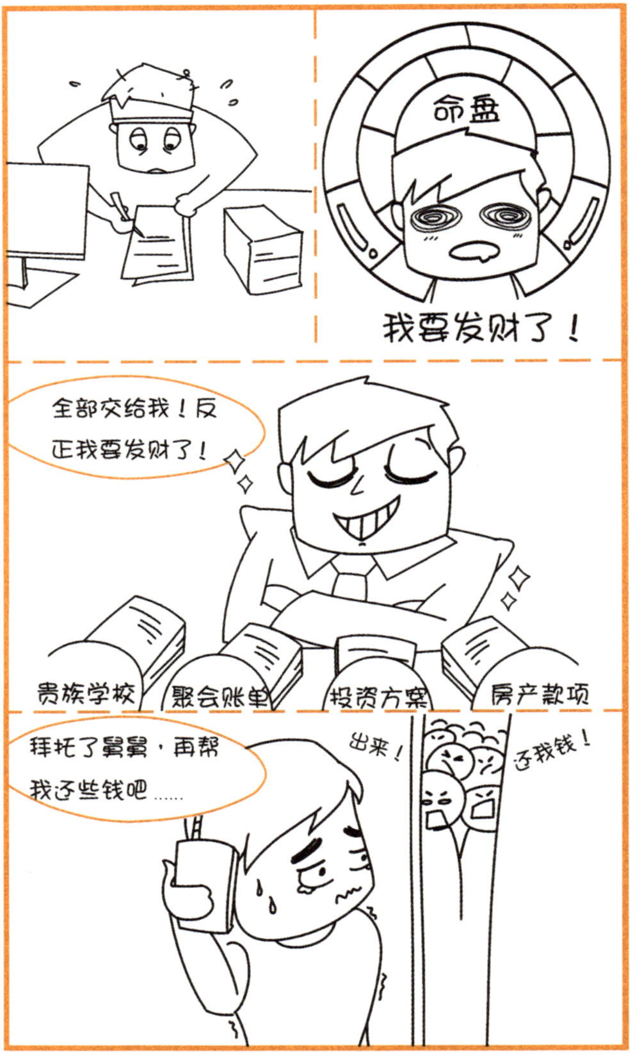
命盘
我要发财了！
全部交给我！反正我要发财了！
贵族学校
聚会账单
投资方案
房产款项
拜托了舅舅，再帮我还些钱吧……
出来！
还我钱！

有时我们在街头也会看到很“醒目”的人：

有点儿年纪的阿姨戴着花帽、穿着蓬裙、短筒裤袜一长一短、提一把小伞、拖着一大只旧行李箱，神色匆匆，像是赶着去参加什么重要的会议……

大学校园里，某位教授常年四季就喜欢穿T恤、短裤凉鞋，留着大胡子，有时像在喃喃自语，跟他打招呼时，常不确定他是否注意到你……

公园边停着一辆小发财车，车身漆上几道符号涂鸦，插着几幅互不相干的旗帜标语，车窗挂满各色公仔吊饰，车内陈列各式家当，以车为家四处漂泊、逍遥……

也有宅在家里不出门的人：

一位独居的中年男子，平日窝在家里不吵不闹，大概一个月洗一次澡，家人因他生活习惯不好早已搬离，但过节探视时发现太脏太臭，怕对他身体不好，才带来看诊。只见他很珍惜地抱着一沓破旧纸张，上头写着一堆看不太懂的字句，说这是最近诺贝尔奖的得奖作品，其实是抄袭这沓旧纸里的文章。

随着社会变迁、不同文化的交流冲击，有时什么叫作特立独行有个性，什么又是年轻叛逆爱搞怪，什么才算怪到离谱该看病，光凭外显的装扮和行为，还真的很难评断。但上述的例子中，最后一位可以肯定是慢性精神病患。

怕得要死

有一位先生出差时，禁不起同事怂恿，到酒店见识了一下。几杯小酌后，手脚放开了，和主动的女子有些肢体接触，还好胆子不大，没出场续摊。但回家之后，看到老婆还是有罪恶感，觉得浑身不自在。一个小感冒便开始注意有没有发烧、淋巴腺有没有肿大，感觉身上痒痒得好像起疹子了，小便也热热的，于是常常请假，内科、皮肤科、泌尿科、感染科一路看下去。医生听完他的描述都说不可能因为那种肢体接触就感染艾滋病，各种检查做完也都没事，但他还是不放心地问：“艾滋病不是有‘空窗期’吗？为什么这样就叫我看精神科？”

一个病人走进诊间，严肃又有点儿神秘地质问医生：“你们帮病人检查时，要是发现病人脑袋里被装了晶片，是不是有义务向相关单位通报？”当他住院时，一进病房，就说有毒气不敢呼吸。因为精神科病房是封闭、有门禁的，所以只要看到有人开门，就会赶快冲到门口，强调说：“我不是要逃走，我知道整个事件就是一个大阴谋，你们工作人员也只能听命行事，但是至少让我吸一下外面的空气吧！”无法如愿时，只见他拿着吸管，试着从窗户缝隙伸出去，努力尝试吸取外面的空气。

同样是怕得要死，总有程度的不同，这两个例子应该不难分出高下吧。

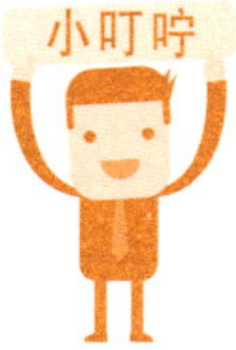

既然“怪”到会让人担心，就不妨来看诊，至于到底是不是“病”，就留给医师去伤脑筋吧。也可能就只是“比较特别”，别急着大惊小怪喔！

以上案例有的读来可能令人觉得荒谬、可笑、担心、无奈、迷惑，甚至反胃，其中有几位好像只是特立独行，有几位大概能肯定这是病了吧。我想大多数人都有这样的疑问：除了直观的感觉、靠经验值来判断，精神病到底要怎样才能确立诊断？

精神病可以检测吗

“刘医生，××医院的陈医生叫我来看你，说现在台湾只有你们医院可以检查，看我的幻听、被害妄想是不是都好了，还有没有精神分裂症。”

“刘医生，××医院的杨医生八年前把我误诊了，说我是精神分裂症。你看我现在不是好好的？除了反应有点儿慢，记性差一点儿，还是很努力把书念完，现在要找工作，怕吃药让我变笨。但杨医生不让我减药，还说不信的话可以来找你们帮我检查，看到底是不是精神分裂症！”

为了研究收案而接受媒体访问之后的那一阵子，短暂的名医效应让我的门诊出现了几位这样的个案，大都是治疗后病情稳定下来的患者。

“医生，精神分裂症不是多巴胺浓度太高了吗？你又没帮我检查，怎么就说要开药了？没办法用抽血知道，那给你抽脑脊髓液也没关系，还是要做磁振造影（MRI）或大脑正子扫描（PET scan）？”有些教育程度高的患者，很努力想了解自己的状况，也曾提出这么专业的要求。

有没有仪器可以检验出精神病

这些听起来是挺合理的期待，却碰触到精神科最大的难处，也是目前临床诊断上亟待突破的关卡。以目前研究最多的精神分裂症为例，尽管科学期刊不时传出新的研究发现，像是家族遗传倾向、相关的基因异常现象、大脑皮质较正常人薄、脑室较大、大脑白质连接较不顺畅、前额叶血液灌流较差、基底核多巴胺浓度较高、在声光刺激下脑电波的反应和正常人不一样、神经心理测验也有很多低于一般人的成绩表现等。

但是这些检测，目前还没有任何一样可以应用在临床上，作为确诊精神分裂症之用。这样说好像有点儿自相矛盾，既然找到了那么多异常的指标，为何还不能用来帮助诊断？

任何的医疗检测，都要有良好的敏感性（sensitivity）和特异性（specificity），才能应用在临床服务上。太敏感的检验会带来太多伪阳性，也就是检验结果是阳性，但实际上没有问题，若贸然广泛使用，岂不吓坏一群原本不需要担心的人？而不够敏感的检验，则会让检验结果呈阴性的人，以为自己没事而忽略了问题。特异性低时，则检验出有异常时，不能代表就一定是某种特定的疾病，而要达到高标准的特异性要求时，检验花费可能要倍增，而敏感度又会下降。

如果无法了解流行病学的语言，请稍微耐着性子，我试着用下面这个比喻说明。当科学家发现，精神分裂症患者大脑的脑室有扩大的现象时，他是检查三四十位患者的大脑影像，然后计算脑室大小的平均值，再和另一群同样年纪和性别，不过没有生病的对照组相比，之后用统计的方法来比较两组脑室的大小，结果发现患者的脑室平均较正常组大一些。若使用专业的术语，则是“两组脑室的大小在统计上有显著差异”。然而，如果我们只是其中一位个案，便无法单就脑室大小的数值来判断他属于哪一组。因为即使是病人组，也有脑室扩大不太明显的，而正常组也有脑室天生就大一点儿的。而目前的研究报告，大概都只能到这种程度。

这些检测或许现阶段还无法直接应用在临床实务上，但对于疾病的病因、病理机转、病程变化等的理解，都是科学上非常重要的进展。技术上的突破通常不是一蹴而就的，研究做起来也常是吃力不讨好，但仍需要有心人持续投入。

是不是因为精神分裂症太复杂，所以无法靠仪器检测？事实上各种精神病当中，精神分裂症的生物性致病机转，还算是有比较多的具体发现。如果连这个疾病都没有仪器来帮助确诊，其他的就更不用说了。

不过临床上有时还是会安排一些检查，例如，抽血、脑波、脑部影像摄影等，通常是在初次发病、病症较不典型、治疗反应不如预期，或是病程突然明显恶化时采取的步骤。主要目的是要看看是否有其他的内外科问题，造成临床上看到的精神方面的症状。

在这种“排除其他可能性”的情况下，检查就很重要。因为造成这些精神症状的原因，不管是内外科疾病或药物相关的副作用，都可能对身体带来更大的伤害，必须更积极处理，且若是因身体疾病而衍生的精神症状，经过适当的内外科治疗后有机会得到明显改善。这部分在第三章最后一节会再提到。

筛检量表要怎么用

有个年轻人忧心忡忡地带着自填的“抑郁症量表”来精神科就诊。详细问诊完毕，发现他只是求好心切而已。课业、工作样样都想做得好，因为太忙饮食不大正常，休息、睡眠时间也被压缩，经常需要赶场，有时会难以取舍，典型的蜡烛两头烧，但原则上还不构成焦虑症或是抑郁症。

我自填“抑郁症量表”，发现分数好高，是不是得了抑郁症，快活不下去了啊……

听起来像是蜡烛两头烧又求好心切，先调整脚步、

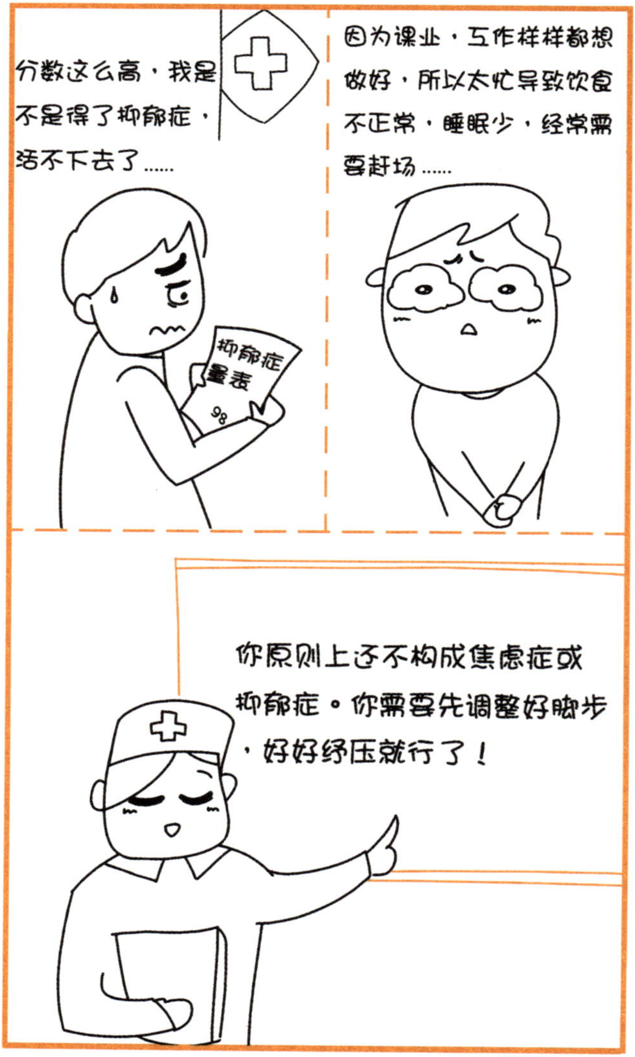
分数这么高，我是不是得了抑郁症，活不下去了……
抑郁症量表
98
因为课业，工作样样都想做好，所以太忙导致饮食不正常，睡眠少，经常需要赶场……
你原则上还不构成焦虑症或抑郁症。你需要先调整好脚步，好好纾压就行了！

好好纾压就行了！

填写心理量表有时像是给自己一个提醒，借此调整忙乱的脚步。这位青年已经够努力，成绩和业绩不是顶尖但也不算差了。我提醒他对自己的期待要合理，优先顺序弄清楚，不用担心有无抑郁症。

另外一位孝顺的女儿，则是带着她帮老爸填的“抑郁症量表”来看诊。她说一直挂心老爸有没有“病识感”，之前让爸爸自己填量表，分数都不高，其实家人看他闷闷不乐，已经担心好久了，女儿用量表“推测”老爸的状况，发现分数不低，一定要他来看病。

耐心评估之后，发现老人家一直看不惯同住的儿子一家——夫妻俩的生活习惯、管教小孩的方式、用钱的态度等——曾“提点”儿子几句，却没得到期待中的回应，反而心里觉得有疙瘩。想说“眼不见为净”吧，又难免偶尔叹口气摇摇头，日常举止和表情还是透露了情绪。而女儿的“推测”则稍嫌太过，没有掌握到问题的源头。

也曾有因为测验量表分数超过正常标准，被建议来看诊的个案——老太太并没有特殊的困扰，只因为在老人体检时，自填情绪相关的量表分数高了些，体检医生好意转介到精神科门诊。问诊下来，发现老人家的状况还好，偶尔睡眠品质没那么满意，平常难免会担心一些日常琐事。问老人家这样的情形有多久了？她说年轻时要严重好几倍呢。其实回顾起来，老人家可能曾经达到焦虑症的程度，撑着撑着也就走过来了，年纪大退休后，现在才有时间来看精神科，但其实自己已调适得还不错了。

此外，前述的都是与情绪相关的量表，有没有针对“精神病”的量表呢？

研究上的确发展出了“准精神分裂人格量表”“异常感知量表”“前驱症状量表”等量表。这些量表分数偏高时，可能是有精神病倾向，或是未来比较有可能发展为精神病。但一般不建议大众使用类似的量表，因为精神病的盛行率不高，进行大规模筛检，通常会带来过高的“伪阳性”，反而造成不必要的困扰。

使用问卷、量表、心理评量等纸笔测验，来进行精神疾病初步的筛选或检测，是个方便的自我评估方式，但这些工具在使用上有其限制。首先，答题者是否能清楚理解问题的意思、答题时是否依据提示的状况回答。例如，题目是："过去两星期以来，你是不是一直都觉得不快乐?"但答题者也许只想到昨晚因某事发怒，就答"是"，却忽略过去两星期其他日子其实还挺开心的。其次，就算清楚题意，愿不愿意诚实回答，以及能否可靠地提供一致的回应（例如，对两道很类似的题目，这题答"是"，另一题答"否"，或是同一个题目，今天答"是"，下星期答"否"等），都存在着很大的不确定性。

所以建议你使用量表时，保持平常心，记得这只是帮助自我检视、初步筛检的工具，离确切的诊断还很遥远，千万不要一看到分数很高，就自己吓自己，反而造成更多困扰，有疑虑时，还是请教专业人员的意见比较好。

一开始就被一大堆病名轰炸，之后又让"看似怪，还是病”的案例混淆，前一节又强调目前没有仪器可协助诊断，而筛检量表也只能仅供参考，看来似乎只能靠医生仔细的问诊，凭着经验来推敲，感觉上不大科学。其实这样说也没错，而且在诊断时，还会碰到很多问题。

同一个症状可以在很多诊断出现

在鉴别诊断精神疾病时，最常遇到的问题是，同一个症状可以在很多不同的情况中出现，也就是上一节所说的“特异性”的问题。以常见的焦虑症状来说，除了可以是正常的情绪反应外，隶属于焦虑性疾患的各个精神疾病，例如，广泛性焦虑症、恐慌症、畏惧症、社交畏惧症等，也几乎一定会出现焦虑症状。而其他各类精神疾病，例如，强迫症、转化症、解离症、心身症、创伤/压力相关疾患、抑郁性疾患，以及各种精神病，或多或少都可能以焦虑症状呈现。

其他像吃不下、睡不好、烦躁等，也很常见于各种精神疾病的临床表现。“抑郁”就更不用说了。有位心身医学的前辈就曾说过，一个人要是身体的疾病拖久了，一直没好转的迹象，或是恼人的情感纠葛、有形无形的债务问题迟迟没能解决，或多或少都会觉得抑郁吧，并不是只有罹患精神疾病才会觉得抑郁啊。

如果上述症状普遍到在很多诊断中都出现，那么，有没有特异性高、极具“指标性”的主要症状，可以作为比较肯定的诊断依据？譬如一般人很少会有幻觉，若是某一天，在周遭都没有人的时候，听到有人在和自己说话，就是得了精神分裂症吗？答案是否定的。

严重躁症的患者，也可能有幻听。曾有患者在高涨的情绪和夸大妄想的情形下，听到神佛跟他讲话，给他指引，要他大方施舍，普度众生。也有人说他整晚没睡，因为世界强国的巨头们，昨夜在他的脑袋里一起开高峰会，商议怎么解决欧洲的债务问题、全世界的金融危机，以及粮食饥荒、地球暖化及环保等重大议题。

很严重的抑郁症也会有幻听的情形。譬如夜里听到死去的先人在说话，数落他多年前曾做错的某一件事，最近又是负了谁还欠了谁；或是听到邻居在嘲笑她，说

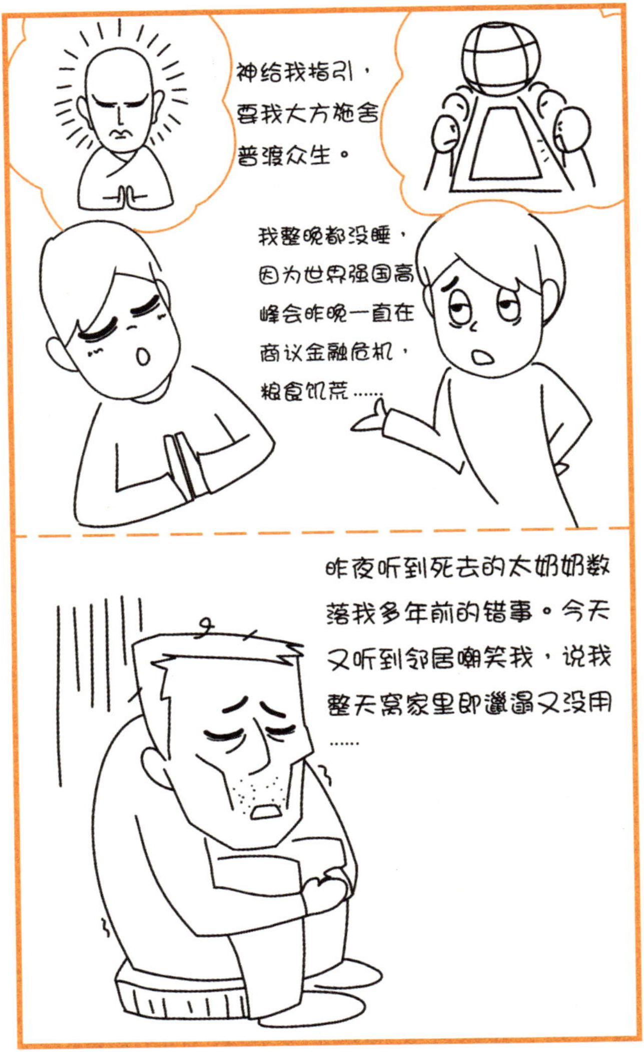
神给我指引，
要我大方施舍
普渡众生。
我整晚都没睡，
因为世界强国高
峰会昨晚一直在
商议金融危机，
粮食饥荒……
昨夜听到死去的太奶奶数
落我多年前的错事。今天
又听到邻居嘲笑我，说我
整天窝家里邋遢又没用
……

他整天窝在家里，什么事也没做，既邋遢又没用。听到这些声音，又让抑郁加重了几分。

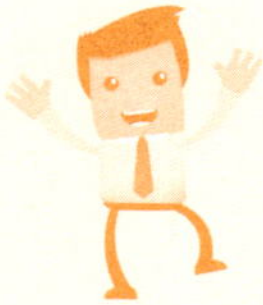

|小|常|识|

幻觉（Hallucination）

在没有外界刺激来源下，错误地感知到讯息。这种感觉像真的一样。体验到幻觉的人通常不认为是自己想象出来的。五官的感觉（视、听、嗅、触、味）都有可能出现幻觉，精神分裂症患者最常经历的是听幻觉，亦即“幻听”。

只有很严重的精神病才会有幻觉吗？也不尽然。有些身体疾病造成意识混乱、兴奋剂类的药物作用、酒精或安眠镇静类的药物戒断期、失智症等，都可能出现幻觉。有时健康的人在入睡前或刚醒来，神志还没完全清楚的时候，也会有类似幻觉的经验，所以需要仔细评估此症状的性质，以及是否还有其他症状，并配合临床相关资讯，才能鉴别出较可能的诊断。

同一个病名之下的病情可以差别很大

继续以幻听为例。并非有幻听就是精神分裂症，也不是精神分裂症就一定有幻听。大约七八成以上的精神分裂症患者经历过幻觉，其中以听幻觉最常见。但是有幻觉经验的个案，也不是随时都沉浸在幻觉之中，有些个案在夜深人静时比较会听到，有些则是心情不好或压力大时才会听到。

不同个案经历幻觉时的反应，也因病情差异及过去的背景经验，而有很大的差别。治疗后病识感不错的稳定个案，可以忽略它，尽可能不受其干扰。但一些病患刚生病还搞不清楚是怎么回事儿，或是幻觉实在太鲜明、太生动，让当事人很难区分真实与幻境，因而多疑、生气、害怕、恐惧、情绪起伏不定，甚至做出离谱、危险、旁人觉得莫名其妙的举动。也有些人喜欢沉浸在幻听的甜言蜜语中，时而和空气对话、傻笑、害差，做出令人难以想象的事。

精神分裂症在生病初期，可能还没有具体的幻觉或妄想，只是对声音较敏感，或是对周遭变化不太放心，总觉得有什么大事快要发生了，而有焦虑、烦躁、失眠、抑郁等困扰，可能情况起起伏伏一阵子之后，才产生明确的听幻觉或被害妄想等精神病症状，这时回顾之前那些怪怪的感觉，才明白那是精神分裂症的前驱症状。关于精神分裂症的前驱症状在观念上不容易厘清，本书第五章有详细的说明与讨论。

一旦急性期的症状控制下来后，幻听对精神分裂症患者而言就只是记忆中的印象，或是生活中的背景杂讯，原本恼人的被害妄想，也减弱为对人较敏感，保持距离就不至于太过焦虑。然而此时情绪钝化、反应慢半拍、社交退缩、缺乏动机、做事持续力差、注意力不集中、认知功能下降等困扰却找上门来，患者表面上症状好多了，但生活却未就此回到正轨。

也就是说，一样叫作精神分裂症，在不同的疾病阶段，是否接受治疗，甚至不同的生活背景、信仰、心理素质、病前性格、病前成就、教育程度、发病年纪、复健过程，等等，这些跟“纵断面”的生活史相关的因素，都有可能影响临床的表现。如果只是“横断面”地看到当下的一部分症状，有时还不能马上确定诊断是什么问题。

诊断不一致时怎么办

不单是有“同一个症状会在很多诊断出现”，以及“同一个病名之下的病情会差别很大”这两大困难，有时临床上症状太丰富多变，看起来既像这个病又像那个病，甚至先要拆解成几个不同的病，之后再组合起来才能勉强涵盖整个病程中各种病情的变化。这时医生的训练背景、临床经验、印象特别深刻的某个案例等，都有可能影响他对这个患者的理解与判断。也就是说，的确有可能看不同的医生，会得到不同的答案。

碰到这种状况时，患者或主要照顾者免不了要问，那我到底该相信谁？我究竟是生了什么病？万一被“误诊”岂不太危险？其实换个角度想，既然精神病的诊断，先天上有种种的限制和不确定性，何苦在一次看诊之际，就强求一个明确的“诊断”来标定所有的问题？不妨有耐心一点儿，给自己和医生多一点儿时间，也才能对状况有更好的掌控和评估。

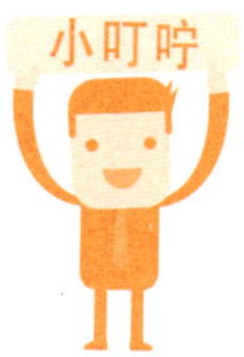

有时病情的起伏和病程的变化，会超过诊断准则可以界定的范围，因此无须太执着于“确诊”，更值得关注的是，实际的问题与症状能不能获得解决。

对于“病名”的细节，请大家不要太计较，在《精神疾病诊断统计手册》（*Diagnostic Statistical Manual, DSM*）第五版（*DSM*－5）的附录中，采纳了部分专家倡议的“层面式”诊断取向（dimensional approach）的思维模式，想要取代长久以来的“分类式”诊断取向（categorical approach），就是因看到了实务上的困难，而想摆脱“确立”诊断的执着，改而着重幻觉、妄想、混

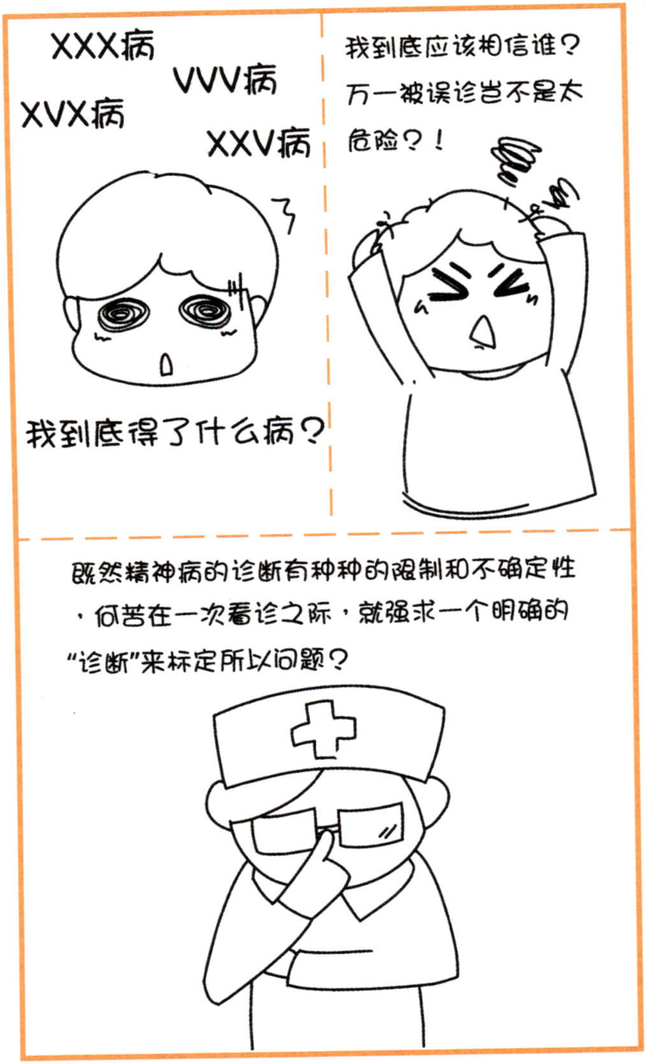
XXX病
VVV病
XVX病
XXV病
我到底得了什么病？
我到底应该相信谁？万一被误诊岂不是太危险？！
既然精神病的诊断有种种的限制和不确定性，何苦在一次看诊之际，就强求一个明确的"诊断"来标定所以问题？

乱言行、抑郁、躁症、认知功能障碍等症状，来评估精神病有多严重。不过层面式的诊断取向也有它的限制与缺点待克服，还不能取代目前的诊断分类。

在此呼吁读者，倒不用太担心如果诊断错了，会不会给错药，造成更大的麻烦。基本上，在诊断还没很确定时，医生不太会急着给药，就算有，也只是试探性地给予轻量、副作用少的药剂，以减缓症状为主。至于面对严重的精神病症状时，不管还要花多少时间才能从细节上鉴别各种诊断的可能，急性期的用药倒是大同小异。

更何况，有时个案是因为“不喜欢”被人说患了某个病，就换个医生以求不同诊断，证明之前是被误诊了。如果后面看诊的医生明了患者用意，即使他的诊断和前一位医生一样，也会转个弯，用别种说法来解释，目的是希望患者能持续就医、给予真正的帮助。

当然，我们也不能保证所有的医生在诊断时，都不会出错或是过度武断（这个问题也并非只有精神科才会发生）。病人若对医生的诊断不认同，征询第二意见是很自然的事。

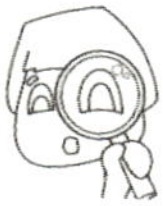

常用来判断病与非病的依据

由于没有仪器数据做参考，因此医生、心理师或其他精神健康专业人员是依循《国际疾病分类系统》（*International Classification of Diseases*，*ICD*），或《精神疾病诊断统计手册》里的“诊断准则”来下判断。诊断时，需依准则定义研判，必须符合哪些条目，而某些项目是在一长串可能的情况下，至少符合几项以上才算数，此外还要排除某些特定状况等。这些复杂的设计，就是要克服诊断上可能会出现的重叠或冲突。

两个诊断分类系统，每隔几年都会做部分修订或正式改版，目前ICD已经是第十版，而DSM也在2013年出了第五版，几经修订下来，两个系统已越来越接近。新版中关于“精神分裂症与其他精神病”的章节，其实并没有太大的调整，也就是处于“精神疾病”较严重那一端的“精神病”，在诊断上比较容易有共识。

我并不鼓励非专业人员使用这些手册自行诊断，原因就如一开始强调的，很多一般用来形容想法、情绪、行为的词句，在诊断手册中都有专业上的定义。一般人以望文生义的方式对号入座，只怕徒增困扰。在日常生活中认识精神病，不需透过这样严谨定义，其实有些常识就可以作为判断的依据，以下简单介绍。

常态分布曲线论

如果针对一群人中的某个条件，如身高、体重、血压、收入等，进行统计调查时，通常可以得到一个吊钟形的常态分布曲线（如图二），也就是大多人的数值集中在平均值上下，离平均值愈远，则出现的频率愈小。因此，如果针对所有人，就某个现象、行为、想法、经验、表达方式等身心状况进行仔细测量的话，理论上应该也可以得到各个不同的分布曲线。当我们的某个状况偏离平均值很远时，恐怕就会被视为不正常。例如，很少人会坚信外星人在我们的脑袋里装了无线电波接收器，并用这个装置遥控我们，若有人执着于这类离奇的信念，我们就会觉得他可能病了。

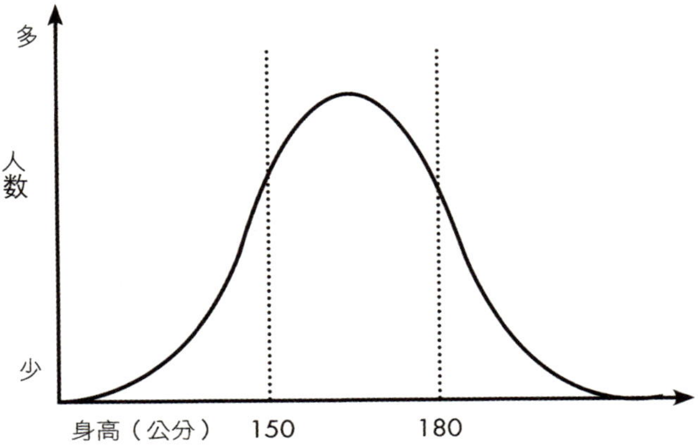

图二　吊钟形的常态分布曲线

不过在实务上，用什么标准、由谁来测量、测量到什么程度等因素，也都会影响测量的结果，如果无法可靠地执行测量，得到的曲线就不具代表性，也就无法当作诊断依据。更何况我一再强调，专业医生很少只靠某一个条件或状况来确定诊断，若还要多个面向的正常值一起考虑，整个问题就更复杂了。

社会常模论

用位于常态分布曲线的两端来定义不正常，常碰到的另一个疑问是，太矮被视为不正常，那么太高呢？智商太低叫做智能不足，那么IQ180的人也有问题吗？有些人整天足不出户、不事生产，像个茧居族，看来就不太正常，那么整天在外头冲、冲、冲的拼命三郎，到处设厂接单、业绩长红的企业家也不正常吗？在现实社会里，人们在不知不觉中都有共通的认定标准，上面三个例子的负向偏离容易被视为有问题，正向偏离倒是往往受到赞扬和羡慕呢！

一般人不是社会观察家，不见得有合适的社会常模来做判断依据，一不小心很容易落入“非我族类，其心必异”的陷阱，认为跟自己习惯的标准不一样的人就是有问题。若是还考虑到城乡差距、历史宗教等不同背景的影响，社会常模似乎又没那么好用。其中有名的案例之一，就属几十年前关于同性恋是不是精神疾病的争议。

适应失调/功能失调论

要判断是否有精神疾病，不是只看有多少个外显的症状符合诊断标准的描述，更重要的是社会适应、生活功能有没有受到影响，以及影响到什么程度。例如，考试时人人都会紧张，有些人总说他焦虑到不行，一直喊说做不完怎么办，但是考出来就是比你高分，这种情况很难说是有问题。有些人号称开过天眼，可以和灵界沟通，甚至以此为业，生意兴隆，也不曾因此惹上麻烦，这，不该是精神分裂症吧？

还有一些人醋劲大，对另一半如影随形，虽也不断示好，有时两人为此吵吵闹闹，却也因此如胶似漆而更加甜蜜，家庭、工作、生活都没有妨碍，朋友虽然会取笑他们，但也好生羡慕，看来是没什么问题。但如果醋劲大到认为另一半对自己不忠，随时紧迫盯人、严密监控、搜集证据、捕风捉影，一天到晚要对方澄清、发誓，搞得两人痛苦不已，生活也受到严重干扰，这样应该病得不轻了吧。

当然适应失调及功能失调可以有很多不同的原因，只能当作判断是否生病的必要条件之一，绝非唯一的依据。

以上关于“是否病了”的参考依据，适用于各种“精神疾病”，并非专属于“精神病”。假若读者发现某人有不对劲的言行举止或情绪反应，想进一步厘清，不妨对照第一章的关键特征，以及本章例子和本节说明，对这两者的差别，将能有更清楚的了解。

第三章

日常生活中的精神病

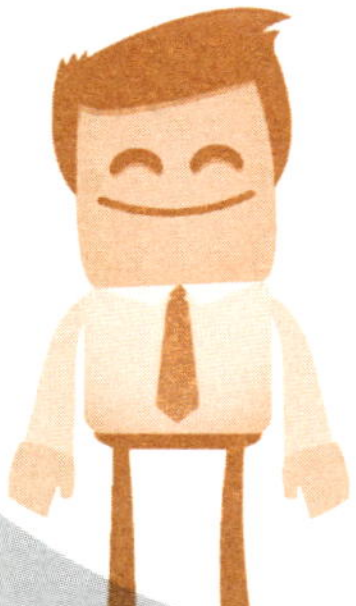

精神分裂症是怎么一回事儿?

有幻觉、妄想就是精神病吗?

为什么失智、身体疾病、酒精中毒或其他化学物质也会造成类似症状?

精神分裂症

精神分裂症的主要症状

精神分裂症是精神病的代表性疾病，是脑神经发展过程异常，而出现与现实脱节的思考和知觉失调的障碍，因此在台湾，新的中文名字叫作“思觉失调症”。前面不断提到的妄想、幻觉，就是它最为人知的症状，但并非有妄想、幻觉，就是得了精神分裂症。关于这个问题，本章有很多案例可以协助厘清部分细节。精神分裂症患者，除了妄想、幻觉之外，还常伴随其他的问题，在接下来的两章中，也会有例子详细呈现。这一节主要先概略介绍，以便和其他精神病做区隔。

1. 幻觉

精神分裂症患者的幻觉很多样化。听幻觉是最常出现的，它可能是很单调的机械声、敲打声、动物叫声、片断的人声、针对自己的批评或命令，或是一群人的交谈等。重点是找不到声音的来源，也不是耳朵有毛病。患者常想去解读这些声音代表什么意义，而所作的推论经常不合情理。

其他感官系统也可能出现幻觉，如视幻觉、触幻觉、嗅幻觉，甚至是味道方面的幻觉。如果没有听幻觉，只有后面几种较少见的幻觉经验时，要小心是其他身体疾病所引起的。有时也会因妄想严重，才产生次发性的幻觉，例如，担心被下毒，就觉得饭菜、饮水闻起来或吃起来有奇怪的味道。

2. 妄想

比起妄想症患者（下一节“妄想症”中会有各式各样的例子），精神分裂症患者的妄想往往更离谱，甚至可用荒诞、怪异来形容。譬如说耳朵被植入了晶片，以至于连外星人都知道他在想什么，而且别人会通过电波来操控他，或说真正的家人都被某个集团绑架到很远的地方，现在生活在一起的都是冒牌货，打扮成家人的

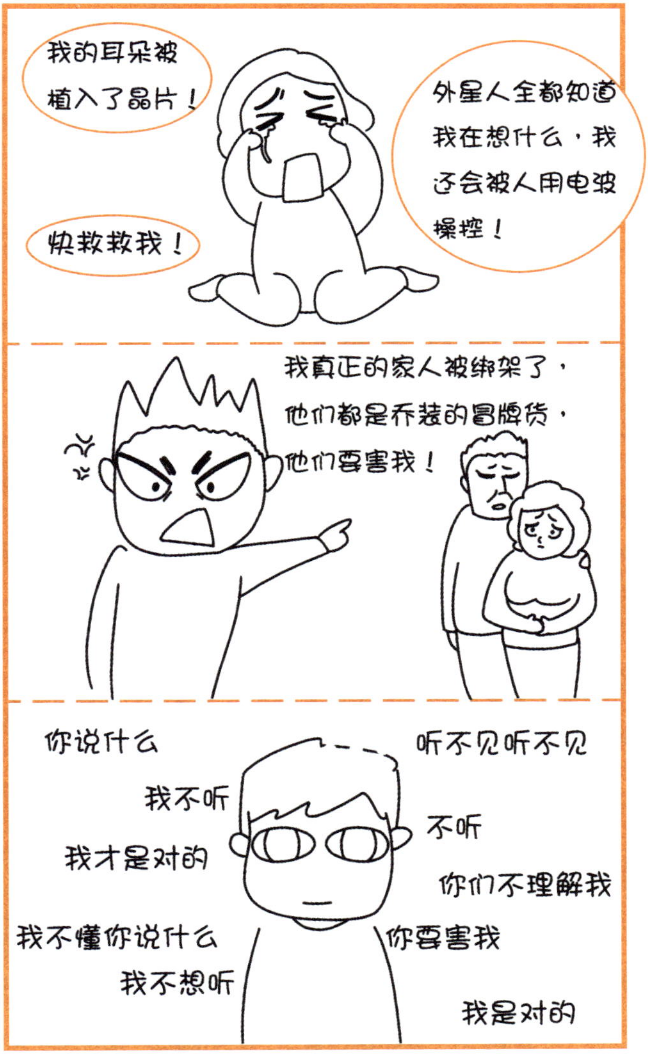
我的耳朵被植入了晶片！
外星人全都知道我在想什么，我还会被人用电波操控！
快救救我！
我真正的家人被绑架了，他们都是乔装的冒牌货，他们要害我！
你说什么
听不见听不见
我不听
不听
我才是对的
你们不理解我
我不懂你说什么
你要害我
我不想听
我是对的

样貌，对他有所企图。类似的例子不胜枚举，重点在于无法跟患者讲道理，他们对不存在的事情深信不疑。

3. 混乱行为

出于幻觉妄想，患者可能做出离谱甚至危险的行为，不过有时虽无明确的幻觉妄想，言行举止却还是很混乱。有的人在住院时，用手机拍自己的排泄物，请护理师将照片传到网络上，理由是他觉得“那个”照起来的形状很特别，想和大家分享；还有位小姐把两副假睫毛，一上一下紧贴在上下眼皮，她可能也不知道自己为何这样做，被问时便反射性地问答：“我觉得这样很漂亮啊。”病情改善后，常常患者也说不上来，当初为何会那么无厘头。

4. 胡言乱语

言谈方面的异状一般人可能较不熟悉。通常是患者在跟人一问一答时，说出许多含糊错乱、前后不一致的讯息，但又不像故意骗人。让患者有机会畅所欲言时，可能噼里啪啦讲不停，但往往一不小心就岔题，不觉间拐了几个弯，前后不连贯，甚至不知所云。问他怎么会讲到这里，连他自己也不知道，有时会硬拗，但始终抓不到重点。这往往是思考流程出现障碍的表现。

5. 负性症状及认知功能障碍

上面四类现象统称为“正性症状”，一般人并不会出现这些状况。还有一些现象，则是一般人该有的能力，在生病之后变差了，称为“负性症状”。比如，言谈变得空洞、过度简单，表情淡漠、对外在的喜怒哀乐没太大反应，人际疏离退缩、不知不觉就从社交互动中消失，动机意志力变低，对于提升生活、计划未来等，都展现不出兴趣。

生病后，患者容易觉得变笨了，抱怨是药物的副作用。虽然药物可能有部分影响，比如，嗜睡、记性差等，但在治疗之前，脑子生病就已经对认知功能，特别是操作性记忆、执行功能、语言流畅能力等，造成不好的影响。负性症状以及认知功能下降，可能是脑功能退化的结果。至于针对改善负性症状及认知功能的药物，多半仍在临床试验阶段，目前主要还是靠长时间耐心的复健。

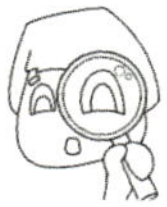

精神分裂症的发生与病程

精神分裂症的罹病率大约是0.3%～0.5%，男女机会相当，通常男性较早发病，15至25岁左右；女生约25至35岁为发病的高峰期。这个期间是成长阶段，要经历来自高考、感情、就业、经济独立等重大挑战，而这些不特定的压力事件，就常成为代罪羔羊，被当成是发病的原因。事实上这些成长过程的各种压力，每个人多少都要经历，有些人愈挫愈勇，反而成了大器。但有些个案是“体质上”就有发病倾向。当他们遭遇到某件当时不可承受的压力，“体质”上的弱点可能就成为诱使病发的重要因子。

要注意的是，这“体质”不完全来自遗传（虽然遗传是精神分裂症主要的致病原因之一）。造成精神分裂症的因素很多，胚胎时期大脑的发展是否正常、生产时是否顺利，都会影响大脑这个敏感的器官。发育过程中，大脑也和周遭环境不停地互动、反馈，来调整神经生理的联结与功能。在体质不佳的状态下，再碰到超出负荷的压力事件，或是大麻、安非他命等有害物质，精神分裂症便可能发生。

精神分裂症的病程，多半是经过一段前驱期慢慢酝酿，累积到一定程度才急性发作。患者一般是在急性期，正性症状严重明显时就医。正性症状对药物治疗的反应不错，但是往往容易再复发，特别是停药之后，或是碰到新的重大压力事件时。若经常复发，不但课业、工作、家庭、人际关系等实际生活会受到很大影响，脑功能及社会功能也会逐渐地退化，对患者及家人都是很大的负担。

妄想症

妄想，也就是尽管几乎找不到根据，仍坚持相信某些人、事、物，跟自己有某种特殊联结，是精神分裂症常出现的症状。不过这里所要介绍的妄想症，是单纯以“妄想”为主要症状，而没有其他幻觉、思考联结障碍，或情感表达不适切等问题，也不会有前一节提到的负性症状。相较于精神分裂症，妄想症患者的妄想内容跟现实的联结比较强，我们来看看下面的例子：

被害妄想

科技大厂英特尔（Intel）创办人安迪·葛洛夫（Andrew Grove）写过一本畅销书《10 倍速时代》（*Only the Paranoid Survive*），原文书名直译为“唯偏执狂得以幸存”，意思是说，在竞争激烈的商场上，每时每刻都得保持充满警觉的偏执状态，疑心提防别人会不会突然壮大威胁到自己的产业。事实上，某种程度对周遭变化随时保持警觉的偏执，是生物存活的必要本能之一。若太天真而轻信陌生人，就容易成为别人眼中的肥美猎物。但若疑心过了头，就变成被害妄想症。

很多个案都是因为经历了不愉快的事件，才开始出现症状。要鉴别、检验这些症状到底是合理的警觉还是被害妄想，其实不太容易。也许事情早就过去了，现今的时空背景理应不至于再让当事人如此担忧害怕，或是近期根本没有特殊事件，但“危险就在身边”的感觉就是挥之不去，生活变得风声鹤唳、杯弓蛇影，终日惶惶不安。

常听到的说法是，“我可能无意间得罪了某某人，对方有权有势，或是找了有力人士当靠山，对我进行骚扰、监视、跟踪、威胁、恐吓，无所不用其极，就是要让我屈服崩溃。我不得不对周遭随时保持戒心，宁可过度警戒怀疑，以免遭遇不测”。

有的个案为求心安，不嫌麻烦地不断搬家；有的则不停地举发不法，在查无实证后，又担心主事者被收买或者和对方勾结，所以用一些莫名其妙的方式自保，却从未想过问题可能出在自己身上。

猜嫉妄想

从“自私的基因”及演化心理学的角度来看，担心伴侣不忠，也是早就设定为生物本能的要件之一，因为拥有忠诚的另一半，才能确保基因的传递是完全属于彼此共有的。跟过度偏执的下场类似，一旦患者疑心过了头，严重的病态嫉妒（morbid jealousy）或是不忠妄想（delusion of infidelity），往往以恐怖悲剧收场：杀死自己怀疑愤怒的对象之后再自杀。这种骇人又令人惋惜的社会事件时有所闻。

其实通常在事态变得严重之前，多半就有迹可循——患者不断追查另一半的行踪，检查手机或其他电子通信记录；回家没看到人，就夺命连环 call 到他放心为止；另一半外出回来，马上检查其包包、衣服、身上有没有“微物证据”，包括不该出现的痕迹、头发、味道等，完全让对方喘不过气来；另一半对于所有质问，若未耐心谨慎坦白应对，患者就会怀疑另一半是否在掩饰什么；要是受不了盘查干脆顺着患者的话承认，后续的纠缠更是没完没了。

问题是，旁人怎么知道患者对另一半出轨的怀疑到底是妄想，还是合理怀疑？若是事情实在偏离常情太远，例如，八十多岁的老爷爷，担心结婚六十载的老伴背着他在外面偷人，这通常不难判断。但如果双方长期互动欠佳，感情基础也有问题时，就不能急着贴上“妄想症”的标签，应就事论事为宜。

情爱妄想

渴望爱人与被爱，是人生的基本需求，但在现实生活中不一定能得到满足。一般人多半可以在成长过程当中学习适应、释怀，让情感逐渐成熟。但有些人或许因本身性格的关系、生活情境的限制、缺乏同辈学习的机会，或是得不到家庭和社会的支持，无法超脱感情失落的不安和不满，因而将负面的情绪投射到某一特定对象，不管对方和自己是否真的有关系。

前一章“是痴、是傻，还是病”一节中，所描述的就是类似的案例，不过这案例中对方有蓄意欺骗的动机。比较常见的例子，多半是郎有情妹无意，或是妹有情郎无意。比如，也许本来只是点头之交，或只去听了对方一场演讲、演唱会，不知怎的被“煞到了”，认定对方就是自己的真命天子/天女，展开大胆的表白和令人窒息的追求。

有些案例是在不知情的人面前，自称是对方的另一半，平常也以这样的身份自居；有些则成为某名人或明星的头号粉丝，表示自己可以体谅对方是公众人物，不方便公开和自己的关系；有些则变成跟踪狂，如影随形地追踪爱慕者的一举一动。

和猜嫉妄想一样，情爱妄想也可能是致命的，不能不小心应对。简单说，不要激怒这样的人，但也不要让他有想象空间，冷处理是最佳的解法。要患者本人接受“罹患妄想症”这件事可不容易，但因追求受挫常会有负面情绪反应，有时尝试用“担心是不是抑郁症”来鼓励就诊也许会成功。

身体妄想

很少人不怕死，忽视健康的人可不容易活得久。但有人担心过了头，掉入妄想的旋涡。

例如，不断看医生，紧抓着检查不出原因的症状不放，认为一定是什么不治之症；老人家用瓶子收集细心刮下来的皮屑，请医生一定要帮他化验里面藏了什么虫子，因为他整天奇痒无比、生不如死；年轻人总觉得自己发出脚臭、狐臭、汗臭等各种难闻的味道，因此对别人的眼神、看似掩鼻的动作，或是任何跟气味有关的言谈举止过度敏感，一有空就清洗自己，避开可能和人太靠近的场合，或一再要求亲人保证没闻到他身上有任何异味。

而爱美更是人的天性，有些人挑剔到了极致，让医学美容、整型专科医生头痛。最为难的，大概就是不管动了几次手术都不满意的病人，像是发际线又高了几毫米、眼神不够明亮、大腿内侧粗了几分、左右好像有一点点不对称。这些人很愿意不计代价让自己变得完美，但医生担心的是他们的完美要求完全不合理，也做不到啊。

广义来说，这些个案可能有身体妄想症，问题是，他们通常不会求助于精神科。

夸大妄想

独立于躁症或精神分裂症之外的夸大妄想症，患者对旁人比较无害，有些可能还颇自得其乐。例如，有的个案在打扮、举止言谈之间，都认定自己是特殊人物，有重要任务在身，或是把最近的新闻、重要历史事件和自己扯上关系。不管身旁朋友、家人如何规劝、嘲笑、揶揄、当面挑战质疑，患者就是不改初衷。有时仅被当成爱吹牛皮，严重一点儿的则会被认为是诈骗集团的一分子。分辨的重点在于，当事人是真的相信自己所说的一切，而且他编造那些说辞似乎不为了获取某些利益。

妄想症患者的特点是，生活及社会功能不会有直接退化，互动时如果不提及妄想内容，可能觉得他很正

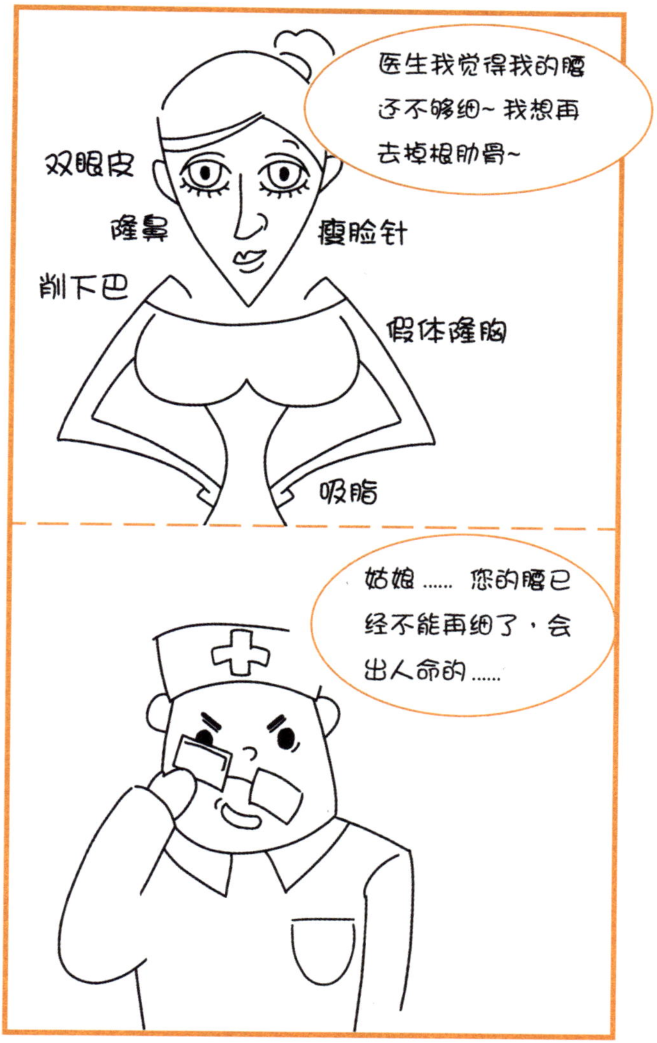
医生我觉得我的腰
还不够细~我想再
去掉根肋骨~
双眼皮
隆鼻
瘦脸针
削下巴
假体隆胸
吸脂
姑娘……您的腰已
经不能再细了，会
出人命的……

常。然而一旦触及他所坚信的妄想时，由于整个妄想可能太系统化、太牢不可破，以致整个人的心思、言行，都以这个妄想为中心打转，常出现极端的情绪反应，而那些过分、荒谬、离谱的推论，有时甚至会造成危险的举动。

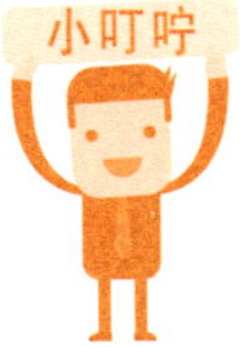

如果能够说服个案愿意接受“是病了，需要治疗”，其实妄想症可以用药物治疗。吃药后听得进不同的说法，才不会困在原先的妄想里。

其他常见的精神病

大多数精神病是慢性病程加上急性发作，但偶尔也有单纯得像是急性感染症——发病前没有太明显征兆，突然点燃某个引信后，便刮起暴风般的一阵混乱，来得快去得快，不久又风平浪静，船过水无痕。

不像精神分裂症发病后，容易留下残余症状及造成认知功能缺损，这类短期发作的精神病，通常患者在发作前正碰上重大压力事件，以致整个人错乱、变调，接受紧急处置让病情缓解后，只要造成问题的情境得到重整，原先的压力顺利卸除，通常生活便可重新上轨道。

上述“精神疾病是遇到压力才发作”的解释模式很直观，的确精神疾病多少会和一些压力事件有关联，但事实上，单纯以心理因素及外在压力为主诱发到严重精神病发作的程度是比较少见的。

有些病患的状况比较复杂，因长期受虐、家暴、处在不堪的环境中，或遭遇到重大的创伤事件后，一直存在着挥之不去的阴影，所以养成某些特殊个性及行为模式，导致了精神疾病。若病患有这样的背景，很容易在生活中因再次碰到某个情境，勾起惨痛记忆，或在经历重要成长关卡时，一不小心又擦枪走火。有时可以像“短暂性精神病”般，历经风暴后病患整个人变得更成熟，但有的患者没那么顺利，变得不上不下，三番五次发作，或是退缩回小孩模式，以免一直面对那么剧烈的冲击。也有少数的个案是人前一个样，人后又变了样，此时病与非病之间，就更让人摸不着头绪了。

短暂性精神病

认真工作的年轻人，一向兢兢业业、使命必达，尽管家人朋友一再劝他不要太拼，免得“爆肝”，但只要主管交代新的任务，他还是全力冲刺，力求最佳表现。这回又是连续几天熬夜下来，骑车回家的路上一个闪神，和人发生擦撞，所幸只是小小几处皮肉伤，对方也无大碍，通知家人、找保险业务；到医院、警局，处理完这些平常不太会接触到的程序后，回到家中早已疲惫不堪，只想赶快休息。

偏偏此时整个人却觉得异常亢奋，满脑子重播刚才意外的画面，一方面庆幸没造成更大的灾难，一方面又惊觉刚刚和死神擦身而过。经过这么一折腾，原本在期限内必须完成的工作，受到不小的干扰。辗转难眠之际，窗外的车声、喇叭声、公寓邻居关门的声音、墙壁里的水管传出的水流声，任何风吹草动好像都在跟自己对话，暗示着些什么，甚至隐约听到有人在叫唤自己的名字——这些到底意味着什么？

百思不解而且还在半睡半醒之间，另一天的工作又开始了。到公司时，人还有点儿恍惚，碰到同事、主管也不像平日那样礼貌性地打招呼，做事毫无效率可言，办公桌上很快堆满杂物。同事突然叫他时，会被吓得反应过度。对话有一搭没一搭，甚至答非所问，变得不耐烦，又说不上来在烦什么。中午时分在茶水间反复走来走去，口中喃喃自语，仿佛在和谁对话。主管对他表示关心，没想到让他突然爆粗口，指着对方大骂：“你们不用再演戏，我都知道了，刚才有人告诉我，昨晚车祸就是×××设的局，接下来就要……”

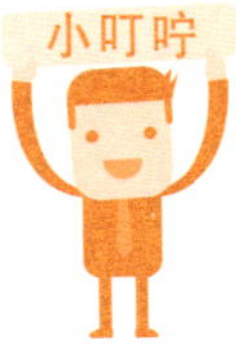

急性压力大到出现精神疾病症状，表示身体在跟自己抗议了。适时纾压可以避免很多麻烦，真的不要硬撑喔！

送到急诊后，脑部影像检查显示没有车祸受伤的迹象，给了镇定药物后，可以不那么激动，好好睡一个长觉了，真不知有多久没这样充分地休息了。年轻人醒来后表示，好像做了一场很惊险刺激的梦，很多细节都搞不清楚，只记得一直被催促、一直在赶、一关接着一关，很多事都没办法确定是不是已经完成，压力大到破表，整个人终于“死机”了。

接下来几天，偶尔还会出现“放空”的样子，但很快可以回神，休息几天后，恢复正常作息。

典型短暂性精神病的病程就像急性伤风感冒一样，过去就没事了。

解离性疾患

失业男子又在酒后的夜里不停数落孩子们，质问妈妈到哪里去了，虽然他明知道妻子是去辛苦工作以补贴家用。才读高一的大姐，再怎么委屈也不敢吭一声，还要帮忙哄着极度害怕的弟妹。一向忍气吞声、蜡烛两头烧的妈妈，回到家一看又是这幅情景，终于忍不住和爸爸大打出手，辱骂、哭闹、物品齐飞，家里陷入一片混乱。

此时大姐突然“变身”，音调口气像个威严的中年妇人，态度犹如天上圣母下凡般，说话不紧不慢，教训起一家大小是针针见血，把每个人的问题都数落了一遍，还说要把最乖的大姐收为干女儿。在一片惊愕狐疑中，“圣母”重重干咳一声，调整呼吸，大喘几下之后，大姐变成了小女孩，哭着说不要让“干妈”带走，求大家帮忙。家中的乌烟瘴气顿时消散，父母齐心只盼“圣母”消气，好让大姐回来。

一个人突然戏剧性地变了样，连身份、语气、态度、习惯动作、个性，甚至记忆都换了一套，这种宛如小说电影般的情节，的确有可能在现实中发生。早些年叫作“多重人格疾患”（multiple personality disorder），之后改称为“解离性人格”或“解离性身份障碍”（dissociative identity disorder）。可惜这样戏剧化的临床表现，被电影小说拿来当脚本描写时，常常因过度夸大而失真。

类似情况容易被当成“附身”现象，有时则会被视为“在装病”。情况严重时会出现类似幻觉或妄想的症状，特别是当患者说有“另外一个人”在控制自己时。解离性疾患不管在病因、病理、临床表现，还是治疗上都很复杂。民俗疗法，例如收惊，有时会有暂时的效果。其实，重要的是，造成这种现象背后的社会心理因素，是否能朝正向改变。

如果借由神明，或者该说是民间信仰，以及道德规范的力量，使得爸爸心理上得到约束、改掉恶习，让家中气氛和缓，大女儿不必担心不定时炸弹爆发，妈妈也不必隐忍，敢于向外界求助，弟妹们自然不用过度仰赖早熟的大姐当避风港，大姐就不容易在巨大压力下，需要靠“解离”才能处理困境。然而现实常常无法如此天真地期待，甚至“神力”有时也会被误用，因此求助医疗管道还是比较安全的做法。

共有妄想

四十多岁的夫妇和十六岁的女儿一家三口，以及三十岁出头的“男性友人”，一行四人被救护车送来医院。太太振振有词地数落先生不懂“天意”，逆天行事必定会得到报应，自己是为了解救世人，才把女儿许配给那位男子。男子则意气风发地说，只有自己懂得这位太太伟大而艰巨的使命，两人已经一起研究修行一段时日，将要带领众人超脱现世的苦难。两人唱双簧似的一边说，一边还拿出一大沓稿纸，记载太太写的一串串似是而非的字句。

女儿则在一旁怯懦得不发一语，只有在母亲瞪她时，赶忙低头附和称是。先生着急地想要报告太太近来的离谱行径，却因太过焦躁而语无伦次。“好吧，他们说我才有病，就是我吧！”先生放弃似的对着一下子还摸不着头绪的医生做出最后的声明，“我被他们搞得失眠、焦虑、恐慌、躁郁，出门都觉得邻居在对我指指点点，好像有被害妄想一样！”

有问题的当然不是这位可怜的先生。四人隔开分别会谈时，少了男子的应和，太太的论述显得片断、矛盾、荒谬、离奇，很多的神谕、感应、巧合、启示，当面澄清时便无法自圆其说，甚至当场翻脸发飙，诅咒不信她者会遭天谴。

精神医疗的专业人员不难判断太太是典型的精神分裂症。男子言谈还算有逻辑，只是性格有点儿古怪，过去一向独来独往。乍听妇人的“预言”时，虽非绝对相信，但臣服于妇人所散发出来的威严、决心与魅力，因此试着扮演“诠释者”的角色。相处久了，发现自己竟然有些“贡献”，不由得愈来愈相信彼此所说的一切。

至于起初只能不断焦躁地引用“妈妈说”来回答，

对母亲的指示似乎照单全收的女儿，在得知妈妈住院后才渐渐敢表达自己的想法。她一直很单纯听话，说妈妈过去对自己很好，但这几年慢慢变调了，不清楚发生了什么事，只知道若不顺着她会让她很生气。爸爸很忙常不在家，跟他说这些怕他担心，也怕被骂说小孩子不懂事乱讲。

先生则是又歉疚又羞愧，结婚时觉得自己是高攀了，因此一向对妻子百依百顺，也一心以为认真赚钱，可以让自己地位高些。太太说在修行，甚至结交小男友为“同修”，他也认为是自己不够好而硬是吞忍下来，没想到她会“走火入魔”到这种程度，想劝她时已经来不及了。

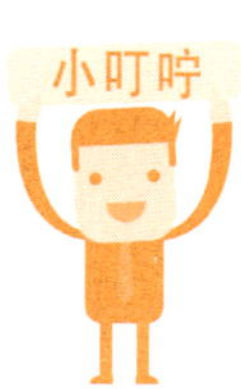

理性看待精神疾病，不过度封闭自我，碰到困难疑惑时，勇敢寻找支持，一定会有人伸出援手。

共有妄想（shared delusion），通常是在某些特别的组合机缘下发生，表面上处理了成员们部分的问题，其实往往带出更大的灾难。只能说人心各有弱点，错误的组合在某个时空下不小心碰在一起所产生的化学效应有时会很惊人，甚至可能致命。

并发精神病症状之其他疾病

前面一节提到的短暂性精神病、解离性疾患与共有妄想等，心理因素扮演很重要的角色。相对地，有些情形是生理因素造成类似精神病的症状，这些病症有时不容易和本章前面所介绍的精神病做区分，需要医生的专业知识与经验来判断。由于这类疾病的病理机转是受到其他生理疾病影响所产生的，因此除了基本的病史和身体评估外，诊断上通常需要借由实验室检查或脑部影像扫描来鉴别。由于可能发生的状况多而且杂，仅简单介绍几类日常生活中较容易碰到的例子。

小 | 常 | 识

病理机转/致病机转（Pathogenesis）

病理机转是指疾病如何发生，以及疾病发展过程中，各种对于病情变化有关的因子，如何作用与影响疾病的状态。生物学上通常是指从分子、细胞、组织等层面的种种生理和病理上探索研究来了解。精神医学则除了生物学的致病机转外，也很重视心理及社会层面的因子，就是如何和生理上的因子，一起对于病情的发生和发展造成影响。

谵妄

原本没有任何精神疾病史的老人家，咳了几天，轻微发烧，不大舒服，先当成感冒治疗。到了晚上突然胡言乱语，说看到奇怪的东西跑进房里，整个人激动害怕起来，没一起住的儿子来看望，他也认不得了。接受安抚之后，好好睡一觉，隔天醒来不记得前一晚发生什么事，对于家人的描述只有模糊的印象。以为没事了，但傍晚老人家又迷糊起来，送去急诊，检查是肺炎，对症治疗，几天后身体好了，也不再出现突发的精神错乱。

这是还算常见的谵妄现象，特点是原本没有精神方面的问题，却突然发生意识有时清醒有时迷糊的情况，定向感（就是对人、时、地的理解）时好时坏，有时也出现片断的幻觉或妄想。一般来说，只要知道确切的病因，直接对症下药，生理上的疾病改善后，精神状况通常就能跟着稳定下来，多半不用针对异常精神状况做特别处理，只要注意在精神状态不稳时，会不会有危险的举动，能确保安全即可。

很多身体疾病都可能并发谵妄现象，若是营养不良、脱水，同时并有多种身体疾病、使用多种药物等状况时，发生的风险更高，有时也会拖得较久才得到改善。老人家、小孩或原本有脑部疾患的人，是较常发生的族群。

失智症之行为心理症状

在高龄化的社会里，失智症是大家愈来愈熟悉的名词。有些年长者在脑功能退化的过程中，会出现一些不可理喻的情绪或行为变化，甚至也会产生妄想及幻觉。最常见的就是因为记性不好，找不到钱、存折、收藏多年的金饰等宝贝，心里认定一定是被偷了；或是认不得新来的看护，记不得家里新的摆设，以为有外人入侵，自己陷入危险。其他像是担心老伴不忠，提到早已过世多年的亲人来访，以及其他各种离奇古怪的想法。

手镯不见了，找好久都找不到！一定是被偷了！

放心，都在银行保险箱里……我们现在一起去接你的乖孙放学好不好？

对呀，等一下晚餐来做糖醋排骨吧。妈，你教我做好吗？

这些问题和认知功能退化有关，很难只凭道理说服

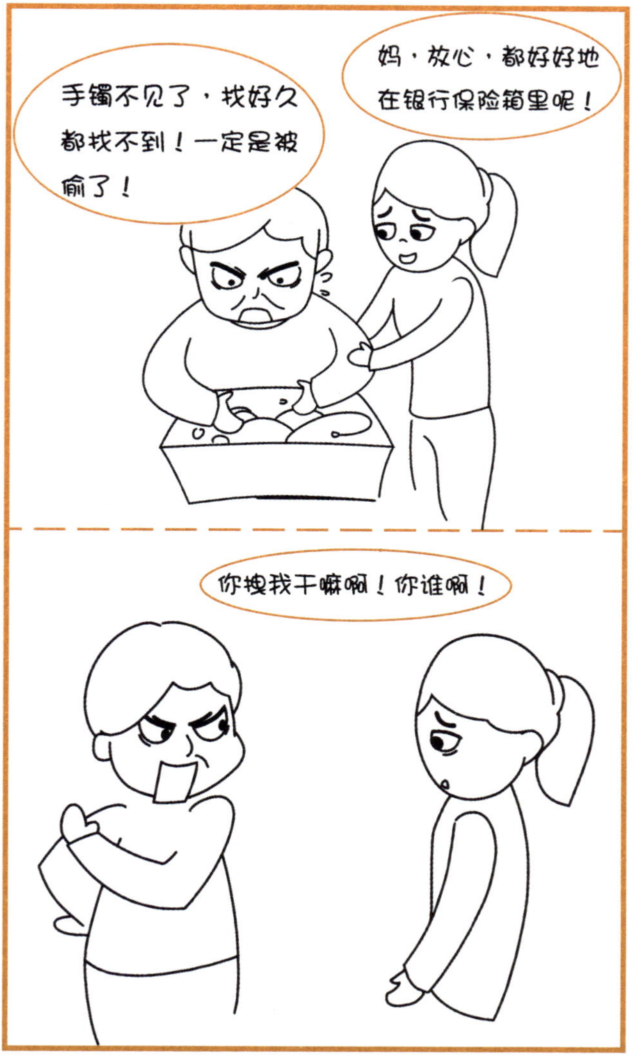
手镯不见了，找好久
都找不到！一定是被
偷了！
妈，放心，都好好地
在银行保险箱里呢！
你搜我干嘛啊！你谁啊！

老人家，跟他争辩只有让彼此更生气，不如试着用其他的话题转移他的注意力。有时家人觉得老人家记性明明非常好，很久以前的事都记得一清二楚，怎么被医生说是认知功能退化？其实失智的长者也许记得很久以前的事，对刚发生的事却常说过就忘，所以尽量不要跟着他的话题在原地打转。有些个案在使用药物之后，这些症状得到缓解。不过给老人家用药时，要小心是否带来更多的副作用。

类似情况也可能发生在智能不足，或有其他发展障碍的孩子身上。这些孩子在成长过程中，无法适当用言语表达生理、心理需求或挫折，只能用有限或独特的方式呈现，有时看起来不可理喻。通常要靠长期和他们互动的主要照顾者帮忙，才能确定是一时情境上的过度反应，还是有精神疾病。

内外科疾病并发之精神状态

身体疾病可能会引发短暂精神错乱（即前面提过的“谵妄”），也可能会引起慢性精神病症。也就是说，即使原本的内外科疾病病情都已经稳定了，患者仍表现得像慢性精神病患一样。比如，车祸、中风、脑炎、脑部肿瘤或其他可能伤到脑部的严重疾病，原本可能致命，医治后命是救回来了，但脑部的伤害已造成，患者的个性好像完全变了一个人。

如果受损部位主要在大脑前额叶，原本和气认真负责的患者，可能病后变得鲁莽冲动，一不高兴就满口脏话、口无遮拦、大声擤鼻涕、随地吐痰、吃东西时狼吞虎咽、喜怒无常。也有脑伤患者病后变得沉默、不爱理人，好像心情很郁闷，但又表达不清楚。还有些患者则是在脑伤之后出现明显的妄想、幻觉，或其他奇特的言谈举止和行为模式。

不同部位的脑伤，造成的临床现象可能很不一样。然而也不见得能由受伤部位推测一定会有什么精神病症，而且随着时间消逝，脑部也在慢慢修复和调适，呈现在外的问题也可能出现变化。医生通常是从时间顺序来推断是否由这些“器质性”的因素造成精神病，如果症状隔太久才出现，两者相关的可能性就不大。有时精神分裂症的患者家属会说，患者幼儿园时曾跌倒撞到头，那时没怎样，发育、念书都正常，会不会十多年后才出现问题？没有人能给出百分之百的答案，只能说实在很难归因到那么久远的事件。

此外，当慢性精神病患出现急性精神病症，若非因停药或遭遇明显压力事件，也需要做检查来排除可能的生理性因素。

药物相关之精神病症

有些化学物质的合成，最初是为了医疗用途，但因为可以产生短暂的欣快感、镇定感或独特的感官扭曲作用，而被用于非医疗的情境，滥用的后遗症之一，就是会引起精神病的症状。一旦出现这样的问题，有时不是赶快停药就能复原的，所以千万不要贪求一时的愉快。

最常见的就是酒精带来的问题，一般人耳熟能详的是，急性酒精中毒时所产生的混乱与危险行为。大量酒精长期作用在脑部所造成的伤害，可能导致恼人的幻觉、被害妄想、嫉妒妄想等精神病症状，即使戒酒后，还可能持续造成困扰，需要药物治疗。其实长期酒瘾的人也不能突然停酒，因为急性戒断期间会出现谵妄，伴随很多身体不适及情绪问题，严重时会有生命危险。有些镇静类的药物，在长期大量使用后突然停药也会出现类似的现象。

安非他命原本也是用来提神，亦是治疗注意力不足过动症的有效药剂，但它所造成的负面影响已恶名昭著。用量太大、太久，或是体质上的因素，都有可能出现疑心变重、暴躁易怒、鲜明的关系妄想和被害妄想、受到威胁恐吓的听幻觉、觉得身上有东西在爬在钻的体幻觉等，严重时的症状和精神分裂症很难区分。

还有许多作用在中枢神经的物质，使用时可能会出现类似的问题。精神病只是这些物质带来的诸多危害之一，物质滥用还有更大更多的社会、经济，甚至政治问题，这个部分就超出本书打算讨论的范围了。

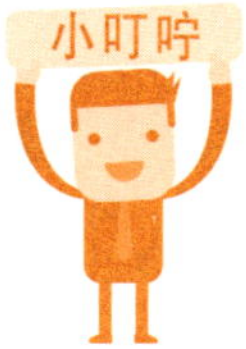

精神疾病的诊断，需要充足资讯与长时间观察，医生不会只根据一两个症状就做出诊断。

第四章

精神分裂症患者的日常生活

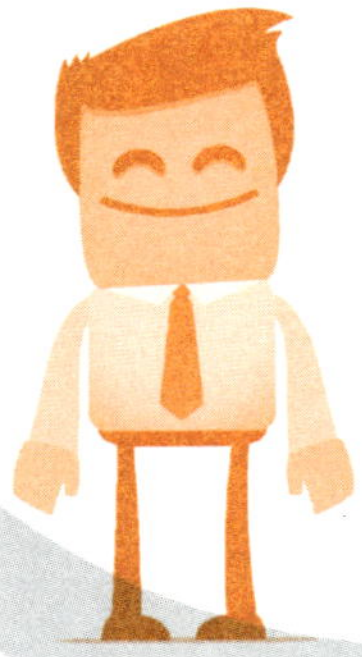

深受精神分裂症困扰的人，就在我们生活周遭。

他们努力想保有个人生活和尊严，期待得到你我的接纳、包容与鼓励。

精神分裂症是最具代表性，恐怕也是最容易被“污名化”的精神疾病。不明就里的人，听到这个病名往往先退避三舍；家属听到这个诊断，第一个反应常常是无法接受或极力否认，好像被宣判得了不治之症、恐怖的传染病，或是他们会受到伤害一样。

精神分裂症是一种脑子慢性退化的疾病，过去很多病患都是已经有了严重妄听、妄想的状况，且社会功能已严重退步才来看诊。因此医学界意识到早期预防与追踪的重要性，尽可能及早介入，帮助患者病情不会持续恶化，以避免严重发病，逐渐丧失社会功能。

我在台大医院接受住院医生训练后，先到八里疗养院服务。这是新北市收治最多慢性精神分裂症患者的公立医院，有好几百张病床，部分患者在疗养院一待就是好几年，病情很难好到可以回家，因为病人即使在医院没事，回到家还是容易出事，所以通常在医院会待得比

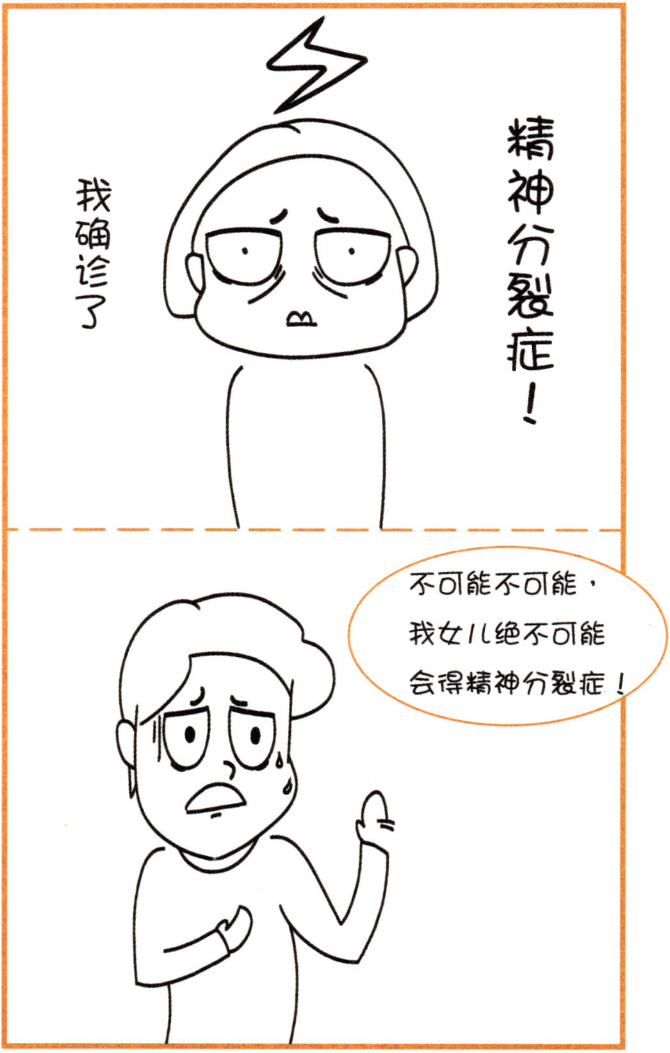
精神分裂症！
我确诊了
不可能不可能，
我女儿绝不可能
会得精神分裂症！

较久些，当年的慢性精神病患多半如此。当然现在很多方面都有进步，不会有“去疗养院就是要住一辈子”的观念了。

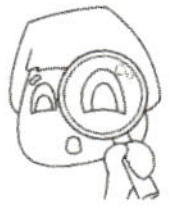

从小说一窥精神分裂症

在去疗养院工作之前，恰好读了日本作家村上春树的小说《挪威的森林》。小说开头描述女主角的一段自述，触动一位年轻精神科医师的直觉——她是不是病了？

直子：“最近一直持续这样。就是想要说什么，每次也只能想到一些不对劲的用语。不对劲的，或完全相反的。可是想修正时，就更混乱而变得更不对劲，就越发搞不清楚自己最初到底想说什么了……感觉简直像自己的身体分开成两个，在互相追逐一样。正中间立着一根非常粗的柱子，我们一面在那周围团团转着，一面互相追逐。正确的语言总是由另一个我拥有，这边的我却绝对追不上。”

（男主角则回应：）“每个人多多少少也都有这种感觉，大家都想表现自己，却都无法正确地表现，因而开始焦虑。”

男主角的回答非常像二十岁左右的年轻人会说的话，很有存在感、焦躁、热切，又有点儿文艺青年式的说法。不过女主角对这样的反应似乎有些失望，只说“跟那个又有点儿不同”之外，就什么也没再说明了。

随着故事的发展，精神病理的表现更加明显：直子的思考障碍日益严重（写信变成很大的负担，想说话却常找不到适当的用语等），情绪没来由地剧烈波动，不得不终止学业被送到山中疗养，之后也出现了幻觉，病情几度起伏后，终究以自杀结束短暂的青春。

一般人也许会这样推论：她是因为青梅竹马的男友莫名自杀之后情绪一直无法平复；或者是因为和已故男友的好友发生关系而矛盾，困扰不已；甚至觉得她应该是在小时候，目睹姐姐上吊亡故的身影时，就埋下日后情绪不安的种子；或者更无奈地认定这是她家族悲情的宿命。

就故事的铺陈来说，这些推论都是可能的影响，但都说不上何者是致命的一击。从精神医学的立场来看，直子遭受到生物性、心理性，以及社会性的危险因子交互影响终至发病，其精神状态的演变正是精神分裂症病程的典型铺陈，包括近年来引起很多关注的前驱症状。不知道是不是因为这个机缘，在慢性疗养院工作一阵子、出国念书、再回到台大医院时，我的主要工作重点就转移到精神病的前驱期。

长期接触不同阶段、严重程度不一的精神分裂症患者，发现尽管有些个案的确让家属及医疗人员伤透脑筋，但除了特别严重的患者较难控制病情，或是在急性期曾造成很大伤害，以致难见容于家庭或社区，或是家庭社会能提供的支持有限，住在家里反而不利，需要长期安置在机构的个案之外，其实就在我们周遭，一直有着许多深受精神分裂症困扰的人，仍试图想保有个人生活和尊严，期待得到你我的接纳、包容与鼓励。下面几则故事，记录着他们的努力。

S的故事：走不出去的旋转门

病前征兆

S的个性内向，话不多，朋友少，成绩中等，专科学历，退伍后在某个工厂上班，是个执行轮班作业的平凡男子。然而几年工作下来，他不像其他同事彼此日渐熟络，反而越来越孤僻，不太理人。面对主管的关心，总是含糊其词，让人搞不清楚他在想什么，隐约感觉他可能有什么忌讳还是怪癖，由于工作没出状况，主管也不方便多说什么。

家人有留意到他不大对劲，尤其亲戚的孩子中，有人患了精神分裂症，更不敢掉以轻心。但家人越想关心，S反而退缩封闭得更加厉害，一回家就躲进自己房里，也不和大家一起用餐。家人以为他交了不好的朋友，或是受了挫折和委屈，但观察一阵子也没找到这方面的证据，因此趁他上班时进房间检查，发现一些不知算宗教还是哲学的小册子，内容不是常见的说法，上面还有一些看来像是S做的注记，但语句不太连贯，看不懂在写什么。

当晚父母提起这件事，S先是不大高兴，但仍未多说什么，反而像在自言自语般地嘟囔几句，又露出似笑非笑的诡异表情。之后生活习惯更离谱，不管上日班还是夜班，作息都和家人颠倒错开，外表也不梳洗，头发胡子越留越长，身上甚至发出异味，只有对那些小册子的兴趣不减反增。

急性发作

某天夜里，S的房里发出嘈杂的怪声，父母敲门不应，只好破门而入，看到他表情严肃，口中念念有词，好像在进行什么仪式。S喝令父母不要轻举妄动，警告当下情势险恶，自己正在和正邪两方交锋，若有不慎就会出人命。父母试图劝服，S不但完全听不进去，反而变得更紧张、激动，完全不可理喻，父母只好联合其他家人强制送他就医。

到了医院，S原本不肯住院，但在同意书上签个像画符一般的记号后，也不再积极抗拒。只是对他做任何处置前，他都要求使用有正反两面的器物，用“掷筊”的方式来请示神明，同意的话才愿配合。还好“掷筊”未得“圣杯”时，鼓励他再问一次，多半愿意再掷，在急性期就靠这种模式，临床处置才得以顺利进行。

试着探询这阵子怎么了、今晚发生了什么事、目前还在困扰什么等疑问，他一概以“你说呢?”“你不会这样吗?”“你说是就是了吗?”等似是而非的反问句来回应。住院初期也观察到，S在一个人独处时，自言自语更加明显，也常执行“掷筊”的仪式，不与他人互动，对于医护例行的探视充满戒心。

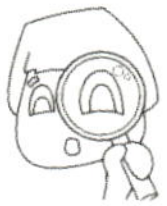

病情缓解

药物治疗一两周之后，S比较放松，对于先前让人摸不着头绪的行为，只淡淡地说：“你们不是都知道的吗，为何还要明知故问？”慢慢卸下心防之后，发病的历程才得以拼凑出来。原来一年多前S就开始有“特殊的感应”，为了弄清楚这到底是怎么回事，用了不少方法测试，也不大放心让旁人知道。最后S认定自己和“灵界”产生了联系，而且被赋予特殊的使命，认为大家应该都知道他背负的任务。

这些想法，大都是经过丰富的幻觉经验，感觉上像是非常真实的互动，经过长时间的酝酿而凝聚出的结论。因此尽管服药后“感应”似乎少了些，S仍坚信自己不该轻易放弃听从“上界”的指示。他在人前尽量避免谈到这些，不再坚持用“掷筊”决定行动，保持配合的态度，有时甚至过度客气有礼，以免一直被增加药量。

头发理了，胡子刮了，换新衣物后，整个人看起来精神好多了。医疗团队虽然不认为症状可以一下子就消散，至少态度的转变是个好现象，也鼓励他尝试返家、回到工作场所，接触先前的人事物。S表示一切正常，家人也担心请假太久影响日后的工作，于是治疗不到一个月的时间，他就出院回去上班了。

复健之路

出院没多久，S就不配合服药。先是找各种借口，不让家人看着他吃药，后来家人发现剩药太多，盯着他吃药，他却把药藏在舌下再吐掉。不出几个月，他又发病了。家人和医生商量，用滴剂将药物加在食物中给他，不久也被S察觉，于是他拒吃家人为他准备的食物和饮水，加上原本三餐就不正常，整个人瘦成皮包骨，家人只好再次强制送医。

同样的情节每年几乎要反复一遍，尽管改用长效针剂注射给药，但S出院后不久就拒绝回诊。不出几年，工作丢了，整个人显得更邋遢，成天关在自己的房间，和外界断了联系，更遑论治疗复健。父母铁了心，接受建议，在一次急性住院期间，半哄半劝地，终于让他转去疗养院。

经过急性病房的再观察、亚急性病房的确认、慢性复健病房的规律生活与活动参与，S从一开始的消极抵抗，转变为可以被动配合。S同意要出院前得先经过日间留院的过渡阶段，而且主动向职能治疗师请教求职相关资讯。前后在疗养院待了超过一年，S却觉得受益良多。

S一出院就急着找工作，家人很是欣慰。无奈受限于现实环境的不景气，加上自己没能接受生病后能力下降产生的落差，在无法顺利找到合适工作的情况下，变得自暴自弃。尽管家人不断鼓励与支持，但他们实在担心S掉入急性复发、慢性复健、社区再适应困难而又复发的旋转门中，慢慢往下堕落。

医生的话

从发病（出现明显精神病症状）到开始治疗的这段时间，称为精神病未治疗期（Duration of Untreated Psychosis，简称 DUP），DUP 越长，治疗反应越差。此外，复发的次数越多，常需更高的药物剂量才能稳定下来，治疗的效果往往也不如之前。文献上用“旋转门现象”来形容不断停药、复发、停药、复发，仿佛永远无法绕出这个循环，难以回归社会的困境。越想借停药来摆脱这个病，其实只能让自己越陷越深。

C的故事：戒慎恐惧勇敢挺进

发病前夕

C原本是个善良贴心但自信稍嫌不足的女孩。十六岁高职一年级的时候曾对妈妈提起，同学似乎不喜欢她，她总是很在意别人的话语、眼光，经常感到压力很大。妈妈如果安慰说别想太多，她反而会为此生气，觉得不被了解。高二开始晚上常抱怨邻居太吵，让她睡不好，要家人去向邻居抗议。家人颇感为难，因为长期生活下来，他们并不觉得邻居们最近特别吵。

看着C心情越来越不好，家人带她去看医生，诊断不确定，说疑似抑郁症，使用抗抑郁剂治疗，之后她对周遭稍微不那么敏感，但感觉自己变笨了。在学校因反应慢半拍，练合唱时一不小心就“放炮”，被同学一瞪，听到他们的叹气声，感觉更加被孤立，吵着不想去上学。晚上也要妈妈陪才能安心睡，不知道在怕什么。妈妈去学校了解是不是发生了什么事，校方表示 C 一向很乖，没听说她跟谁有冲突。最后因为常缺课，家人只好让她先休学，反而有几位同学主动关心：“C 发生了什么事吗？平常看不出有何异状啊！”

然而在家情况并未改善，C 常为一点儿小事大发脾气，行为举止显得孩子气，有时夜里大叫大哭，家人陪也不行（“你干吗这样陪我”），不陪也不是（“你是不是不要我了”），用哄的用骂的都没效，让人完全不知所措。原本治疗的医生担心，会不会是精神分裂症的前驱期，转介过来进一步评估，发现 C 有很强的“关系意念”，于是使用低量的抗精神病剂，整个人很快就安定下来，也继续接受追踪。

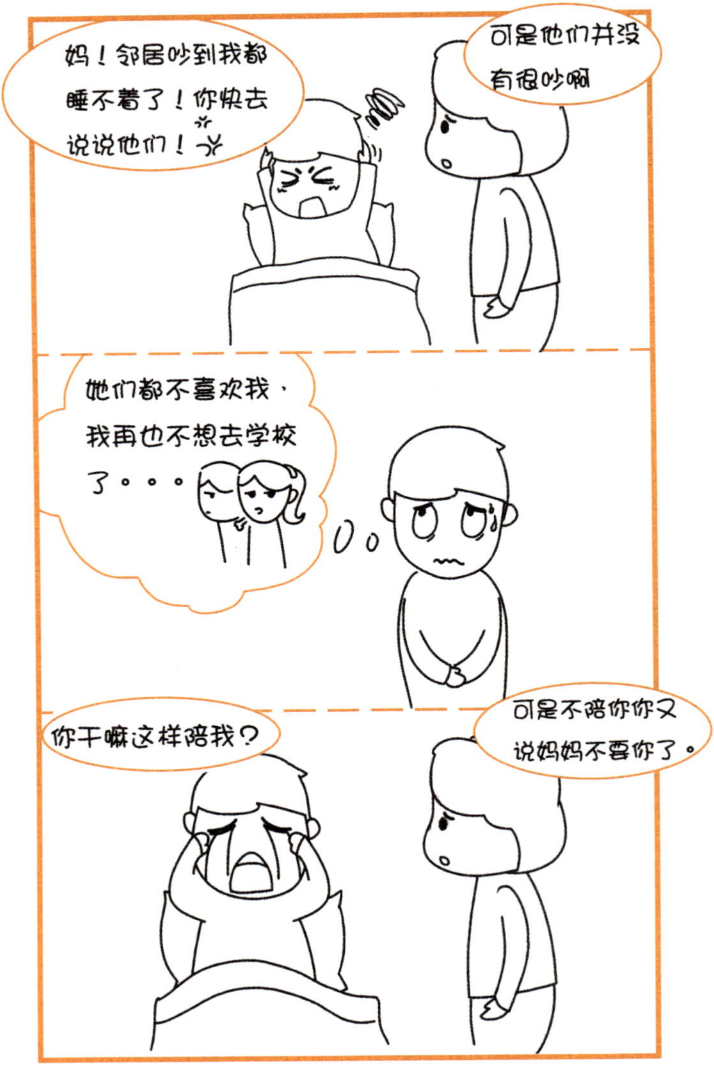
妈！邻居吵到我都睡不着了！你快去说说他们！
可是他们并没有很吵啊
她们都不喜欢我，我再也不想去学校了。。。
你干嘛这样陪我？
可是不陪你你又说妈妈不要你了。

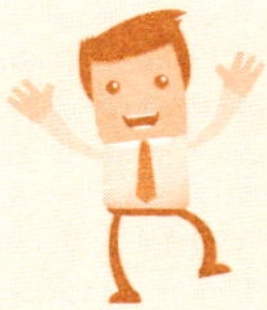

|小|常|识|

关系意念/关系妄想

(Idea of Reference/Delusion of Reference)

关系意念是指把一些中性、不直接相干的外在现象，解读成是针对自己发出的讯息，例如，旁人挥动手并靠近鼻子，就认为是嫌自己身上有臭味；同学咳一下，就觉得是在对自己呛声。当这些想法出现频繁、错误的解读变得牢不可破、很难用道理说服其实别人不是像他所想的那样时，则谓关系妄想。

急性发作

原本以为没事了，没想到一两个月后，C 又开始对声音疑神疑鬼，对旁人的举动也充满怀疑不信任，一直觉得有人在跟她“唱反调”。譬如去唱 KTV，要唱的那首就是点不到，一定是有谁故意把她选的那首歌删掉。

后来甚至怀疑是某位其实不常往来的亲戚在背后操纵，似乎想利用她“获取不法利益”。这些指控的理由实在很牵强，妈妈也不知道C所谓的“不法利益”指的是什么，但只要一讲到这里，她就激动哭闹，难以澄清。

几天后看篮球赛的电视转播时，C宣称终于明白是怎么回事儿了。因为她发现自己一边看电视一边心里在想的事情，经由现场实况转播，电视里的球员当下就能接收到，而且通过球员间互相击掌来打暗号，表示已经知道C在想什么，接下来要利用她做坏事，以获取“不法利益”。为此C感到极度生气和害怕，家人劝说不看电视就不会胡思乱想，她却说不行，一定要弄明白“那群人”到底想要做什么。

在明显的多疑、思考被知（觉得自己的心思被外界读取了）、被害妄想、扭曲错乱的推理逻辑的干扰下，C总处于情绪激动、行为濒临失控的状态，终于住进精神科急性病房。刚住院时，她仍要妈妈全天候陪伴，而且一听到走廊有脚步声就紧张得发抖，认为“那群人”也跟到病房来了。对年纪比自己大一些的男性有很强的敌意，怀疑就是这些人想利用她，她自己也很沮丧，怎么连医院也变得这么不安全了呢？

病情缓解

所幸C在急性发作前就接受追踪，对医疗团队的信任，让她不至于那么不堪一击。也因为定期追踪，一旦病情明显变化，家人很快联系医院，便可积极安排处置。经过药物治疗、活动参与、心理支持后，病情逐渐获得改善，但要恢复对周遭的信任、回归一般生活，则还有一段路要走。

首先，在急性发作、情况混乱时，药物剂量不得不提高，因此副作用也随之而来，需要使用辅助药物来微调，而辅助药物也可能带来新的副作用。这些都要和治疗者沟通，以及耐心地让身体适应。

当混乱逐渐沉淀之后，C必须试着接触原本那些令她怀疑害怕的人、事、物，这时需要温暖的陪伴与支持鼓励，慢慢地她才能分辨先前错乱惊恐的印象，其实只是生病时，对周遭扭曲的解读。

复原期间脑力似乎并未随着症状稳定而恢复，脑袋觉得钝钝的，别人说什么，没办法一下子就理解，只是不会像生病时那么慌。做事不大能专心，也不太有耐心，整个人好像变懒了，C原本就不是很有自信，生病后更依赖妈妈了。

复健之路

妈妈很努力学习，明白C发生了什么事，了解目前急不得，还是先参加医院日间病房活动，每天维持规律的作息和体能活动，以及保持一定的人际互动，来帮助稳定情绪，并借由各项职能治疗活动，改善操作能力及认知功能。C一待就是两年，才试着回高职重新就学。

C克服了比同学年纪大的尴尬，顺利读完第一年。但二年级有一科期中考很难，班上不及格的同学都被点名站起来检讨，突然间C红了眼眶，眼泪一滴滴落下来，把老师和其他同学都吓坏了。当天C又开始觉得全校每个人都知道她的事，不管走到哪里都有人交头接耳在议论，几天下来觉得受不了，于是打包行李，备齐住院所需用品来找医生，说自己快复发了，要赶快住院。

在了解清楚事件的来龙去脉后，发现C还是可以被安抚，因此只做了药物的微调，和提供不同的想法给她参考，不用住院就过了这关。毕业之后，尝试工作的两三年间，也出现过几次类似的情境，多半是拿捏不到上司的要求，判断不出对方是安抚、鼓励、建议、抱怨、批评，还是告诫，有时把自己弄得太累，只想逃离那样的情境。但至少不会一下子就过度联想，有几次好像快要复发了，也都勇敢地挺了过去。

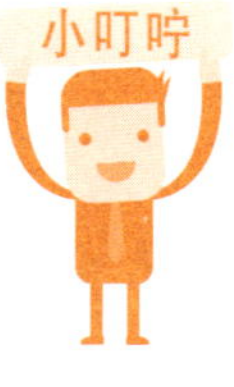

如何让患者及家属了解精神分裂症，以及有配合治疗的意愿，是影响病情康复程度的重要因素。

医生的话

精神分裂症带来的困扰，不是只有急性期才会发生脱离现实的幻觉、妄想或混乱言行。更令人苦恼的是，有时急性症状缓解后，外表看起来好好的，但实际上却很难说明自己就是跟生病前不太一样了。例如，脑袋里一次处理不来两件事，碰到稍微复杂的讯息、任务、意外的状况、冲突等情况，便常无法立刻反应。如果没能及时处理，让事情单纯化，就有复发的风险，但若过度地保护，又可能错失复健的契机。

Z的故事：重整步调自在人生

病前征兆

Z出生在物质不太充裕、非常强调学业成绩、“一试定终身”的年代。十八岁大学联考那年，得失心很重，因为家中其他兄弟姐妹个个就读顶尖名校，虽然自己也就读明星女校，高一高二成绩名列前茅，但上了高三后发现同学们铆起劲来拼，总觉得别人都比自己厉害，很担心考不好让家人失望。

可能是给自己的压力过大，越想用功，效率反而越差，一次模拟考成绩往后滑动，就开始了恶性循环——失眠、焦虑、一急眼泪就掉下来，没法专心，整个步调都乱了。父母因为其他子女从来没让他们忧心过，只觉得怎么就这个孩子的抗压性特别弱，也不知道要怎么处理，想着考完试应该就会回归正常了吧。

大考的结果其实还算差强人意，上了一所排名在中段的大学文科学系，但对Z来说，就像落榜一样严重。尽管并未受到苛责，Z却变得很敏感，对家人的眼神、关心的言语、一些不经意甚至根本不相干的举动，开始有很多联想，觉得他们刻意在演戏，暗地里在嘲笑自己没用、是家里优秀孩子中的害群之马。在等待大学开学的日子里，每天过得不太真实，看到镜子中的自己，也变得不大认识了，好像是一只空壳子，被不知名的力量玩弄着。

急性发作

Z一上大学，面对和高中截然不同的生活步调、上课方式、课外活动、人际往来、与异性接触等，不觉慌了手脚。原本过度在意家人对自己的评价，现在转而投射到同学身上。看到别人自然开怀的谈笑，会以为是在嘲笑自己。“我经过时，笑声‘突然’停下来，一定是他们讨厌我，故意用不笑来排挤我”。慢慢地，Z觉得有人在背后议论她：“他们说我很奇怪！”

更困扰的是，看到男生对自己投向注视的眼光时，就有一种被侵犯的感觉，害怕得想赶快逃开。勉强和他们互动时更是辛苦，觉得他们的一举一动都带着某种性方面的暗示。Z从来没交过男朋友，不知道怎么会出现这么多龌龊的想法。“隐约之间，好像有人知道我在想那方面的事，不然怎么会听到陌生男子的声音，不时地在耳边数落我、蛊惑我，让人无所适从，有时甚至会出现其他人的声音，夹杂在一起讨论。”

困惑、害怕、羞愧、恐惧、愤怒，各种复杂的情绪把Z包围得喘不过气，觉得自己仿佛完全摊开在那些人面前，快要无地自容了。于是白天不敢去学校，躲在家里茫然地打发时间，夜深人静时，幻觉与妄想却异常清晰，只能一个人孤单无力地和它们周旋，常常彻夜难眠。家人有的用关心、有的用指责，想让她快快恢复学业，但全被她的暴怒、激动挡了回去。经过几番波折奋战，爸爸终于在友人的协助下，带她到精神科接受治疗。

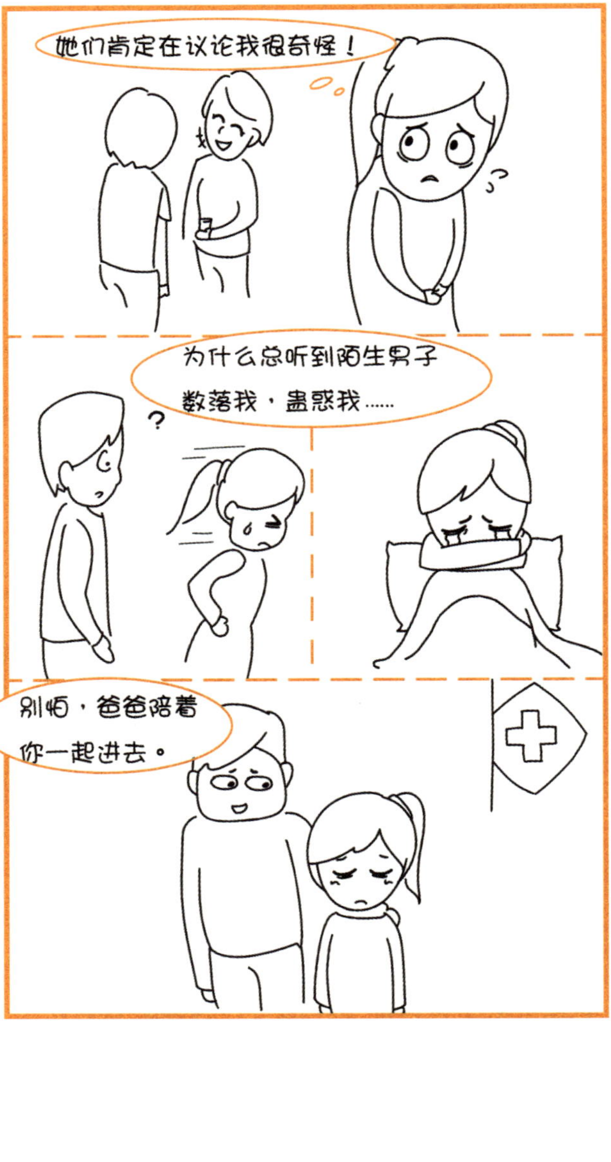
她们肯定在议论我很奇怪！
为什么总听到陌生男子数落我，蛊惑我……
别怕，爸爸陪着你一起进去。

病情缓解

即使百般不愿就医，但在开始使用低量的抗精神病剂后，Z的病情很快就得到控制，不会那么敏感，和家人可以比较自在地相处；对外界讯息快要引起过度联想时，懂得踩刹车，教自己不用那么在意；幻觉也减轻很多，尽管偶尔还是会听到片断的“杂讯”，不过反应也不会那么剧烈，甚至可以当成耳边风，让它轻轻吹过。Z的生活作息慢慢恢复正常，病情缓解后，可以回学校念书了。

不过，由于先前的学校缺课太多，加上担心发病给校方留有不好的印象，因此Z不打算回原校继续念。她底子不错，准备半年就重考上一所私立大学，同样是文科学系。Z战战兢兢地重新展开大学生活，和同学保持适当的距离，也尽量维持正常的作息，渐渐生活上轨道之后，几乎不觉得自己生了病。

家人和Z都很高兴这样的恢复，尽管医生建议再观察一阵子，但Z忍不住就先试着停药。没想到才经过了一学期，神经又开始紧绷起来，大家的眼光、言语、手势对Z而言又充满了暗示性，幻听浮现无法充耳不闻，整个人又坠入精神分裂的旋涡。这次她很快就先办了休学，立即恢复药物治疗。一年之后，Z复学了，往后四年再也不敢随意停药，后来也顺利毕业了。

复健之路

Z从此就回到一般的常轨，过着幸福平顺的日子了吗？在那个年代，对于精神疾病还有很多偏见，带着这样的病史，很难不背负无形的压力。担心和异性交往会造成复发的压力，Z刻意选择避开，也将情感转向宗教方面的寄托。幸运的是，语文方面有专业能力，能在教会找到固定的工作养活自己，和家人也保持良好的互动与关心。四十年过去了，其间Z曾在母亲过世时，情绪极度哀伤，几天睡不好，脑袋似乎又要失控了，开始口无遮拦，幻觉妄想蠢蠢欲动，和现实生活搅和在一起。尽管相隔多年，家人对于她急性发作的印象犹深，赶紧送医短期住院，于是很快就稳定下来。几年后，父亲年迈失智，家中成员成就不错，但多在远方工作、生活，照顾父亲的责任，平日就由Z和外佣勇敢扛起，有特殊状况时，再向其他兄弟姐妹求援。

从教会工作退休后，Z仍每周固定半天做志工，也参加其他活动，还喜欢在图书馆借书、听免费的演讲、看展览，把散步当成运动，把生活安排得恰到好处。每天吃药，每个月记得去领药，每三个月到精神科门诊拿连续处方签，这已经是再单纯不过的习惯了。某天你若跟Z擦身而过，恐怕也不会把她和精神分裂症连在一起。

研究指出，较好的病前性格、较佳的病前功能、急性发作时情绪症状明显、较少负性症状、较少认知功能障碍、较佳的社会支持系统，以及良好的服药顺从性等，可以让病患有相对较佳的预后。Z虽然不幸碰上了这个病，所幸她几乎囊括了所有指向较佳预后的因子，也因此能自在地过着如你我一般的日常生活。

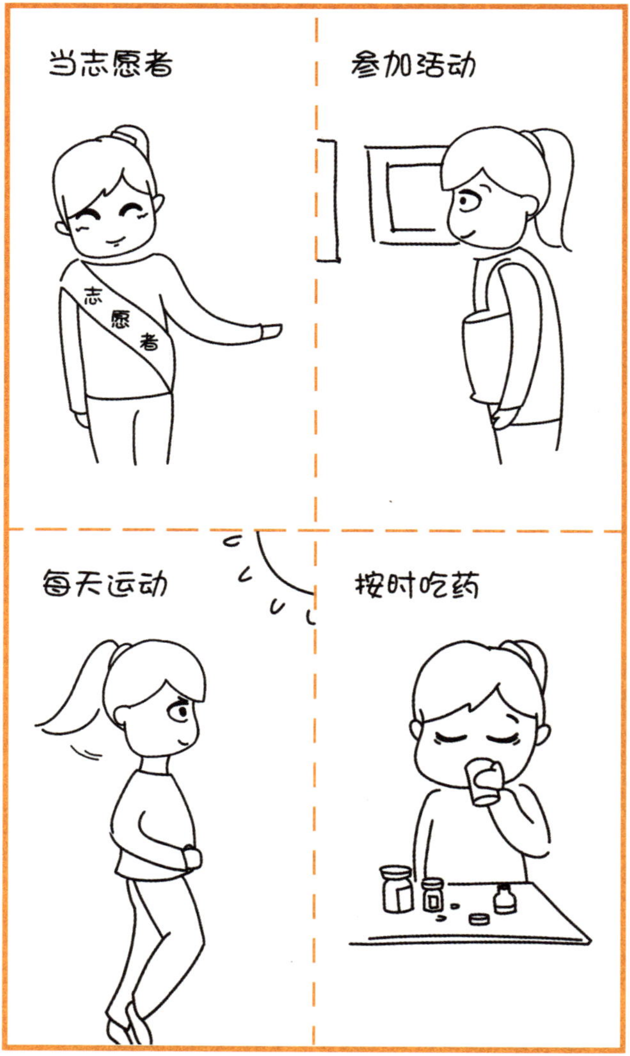
当志愿者
志愿者
参加活动
每天运动
按时吃药

家人也要学习与病共处

再说一个真实的小故事。

多年前春节假期期间，一位疗养院慢性病房患者的母亲难得来看他。母亲劈头就指责他懒散、外表没梳理整齐、住院这么久了都没进步、过年想回家干吗……病人只有愣愣地在一旁听训。数落一顿之后，母亲提着一大袋看起来满高档的食品到护理站。工作人员以为是要寄放保管，因为分量不少，没马上吃完放久了怕会坏掉，便问她可以请其他病友吃吗？没想到这位母亲高声说道："这是要请工作人员吃的啦！那些废物，不用吃那么好！你们过年还要照顾这些人，真是辛苦了。"

后来那袋食物当然是交给病友们一起分享。不知道个案过去犯了什么错，让他的母亲这么愤怒。也许是生病后，整个人的能力下降，让她太过失望。只不过，如果连最亲的家人都用这样的态度，对要让患者回归家庭社区过一般生活的工作人员，将会是更大的挑战。

每位精神分裂症个案都有自己独特的生命故事。他或她，和关爱他们的家人都经历着漫长的努力、等待、期盼、挫折、愤怒、恐惧、妥协，才能稍稍得到安慰。家人们需要不断调整自己的步调与期待，也承受着似乎永无止境的担忧，因为医生总提醒着复发的风险有多高，复发后的预后只有更差。然而自己的复原程度，似乎从来不曾让人满意。

无论如何，每个生命、每个人的生活都该受到尊重与肯定。不论社会大众如何看待得了精神分裂症的人，患者仍然有生活与生存的权利。对患者而言，最重要的事应该是接受这个病，且想办法与它和平共处。也希望原本对精神分裂症感到陌生，甚至有点儿害怕的读者，能够以比较中性，甚至正向的角度来认识患者。

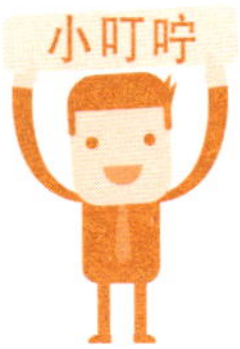

如果真能了解、尊重、体谅与接受患者，那么，管它叫作“精神分裂症”或是“思觉失调症”，应该都没有什么差别吧。

第五章

精神病前兆或是青春期风暴

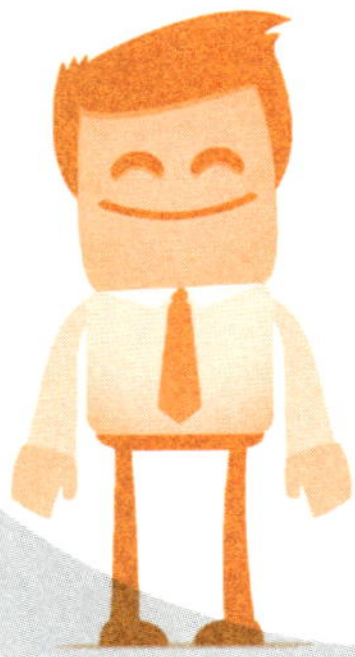

精神分裂症前驱症状易与青春期风暴混淆，有前兆的人也不一定会发病。

提高警觉、及早介入是好的，但不需要过度担心。

打开机会之窗：关于及早处置

任何疾病的自然病程都有一段潜伏期。例如，感冒患者有时会出现打喷嚏、流鼻水等症状，但他们的身体并不是这时才被病毒感染，而是症状发生之前就已经感染病毒。通常我们不会一打喷嚏就去看医生，而是发生其他更明显的症状才需要看病。癌症发生的过程也是这样，癌细胞被发现时，其实已经生长了一段时间。

同样的道理，很少精神分裂症患者是没有任何前兆就突然发作，多半会经过“前驱期”的酝酿，累积到一定程度才爆发出明显症状、急性发作。而且一旦急性发作，常会进入“慢性退化、急性复发、再慢性退化”的病程。精神分裂症能不能及早筛检预防呢？过去二十年来，许多精神病方面的专家都聚焦在如何及早介入处置，以降低疾病造成的损伤，并且以避免严重发病为最终目标。

精神病前兆：所谓的前驱期

有位大一的女学生来到门诊，一坐下来就不停讲话，但是整段话的逻辑不通，无法理解她想要表达什么，如果试图打断，她会更停不下来，也越来越不着边际。问家人平常她讲话就这样吗？家人一副如释重负地说："终于也有人觉得她这样是很奇怪的。她大约这半年才变成这样，常常抱怨很多事情，但是大家听不懂她在抱怨什么，不听她又会很气，气大家为什么听不懂，还不肯耐心听。"

仔细了解其他状况，没有夸大妄想、活动量过度、计划过多、精力旺盛等典型的躁症症状，反倒有疑心过重、觉得有人跟踪、在学校容易跟人起冲突等困扰。最近想搬出宿舍，但怀疑有人故意干扰，说她坏话，让她租房子不顺利。不过她还没有坚信这些想法，也同意可能是还没适应大学生活，比较容易多心。后来只回诊两三次，吃了一点儿药，觉得好多了，便说想赶快回去读

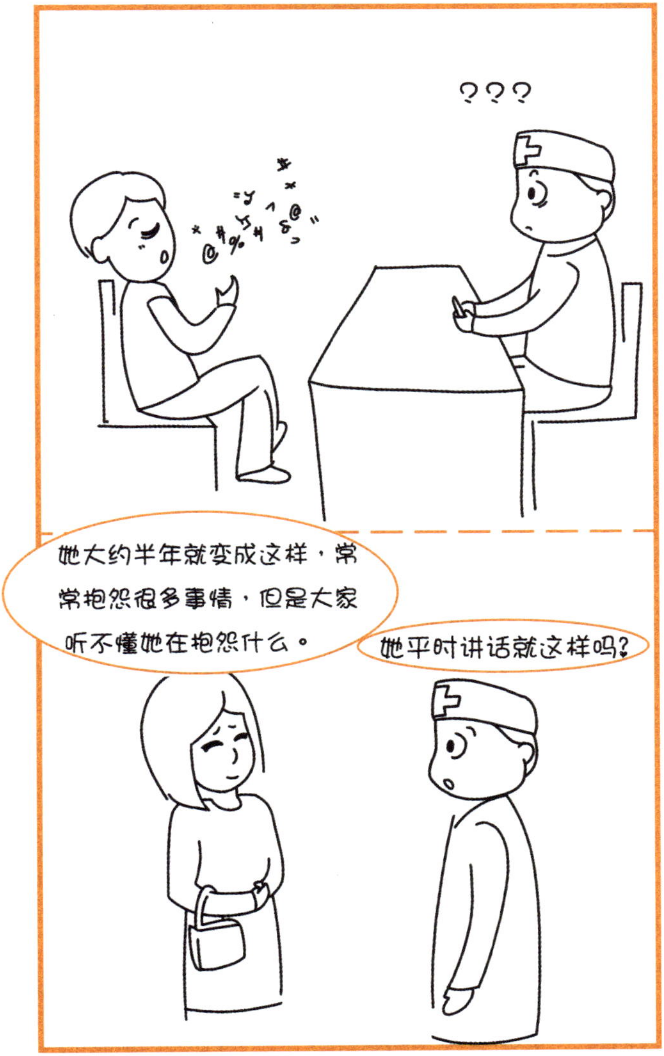
???
她大约半年就变成这样，常常抱怨很多事情，但是大家听不懂她在抱怨什么。
她平时讲话就这样吗?

书。大约一年后，她出现了严重的妄想干扰，以及激动混乱的行为，住院诊断为精神分裂症。

德国的一项回溯性研究指出，从患者第一次住院或出现严重症状，被诊断出精神分裂症的时间点往回推，有三分之二以上的患者表示，其实觉得自己不对劲已经有几个月到一年左右了，很熟的家人或朋友仔细回想，也觉得有段时间他跟之前不太一样。换言之，症状是渐渐产生的，酝酿到某天出现明显的妄想、幻觉，或是失控混乱的言行，通常也是到了这时才被诊断出来是精神方面出了问题。从先前开始觉得怪怪的到确定诊断的这段期间，就叫作“前驱期”。

仔细询问之后可以发现，在前驱期的前段，主观变化通常很轻微也不特别，像是觉得注意力很难集中、变笨了、脑子里老是重复一些莫名的念头、想用功但力不从心，或是花很多工夫但效率比以前差；情绪上变得容易莫名地紧张、沮丧；情绪的调节也不对劲，有时没来由地恐慌害怕，有时又显得漠然无趣；冲动控制变差、与人互动显得过度敏感或不适切。日久逐渐变得退缩、不修边幅、作息日夜颠倒，成绩、工作能力大幅下滑，有些人因此不得不休学或离职。

患者自己无法理解为何会有这样的变化，父母与亲友则会责备个案变得不听话、不可理喻、变懒变钝；若在学校，因为言行怪异，也容易被孤立或另眼看待，甚至被欺凌，如此又形成另一重压力。这些问题若没有得到适当的排解，经过数周、数个月，甚至一年以上的起伏，就有可能进展到前驱期的后段。

前驱期后段时，逐渐会出现脱离现实的“类精神病经验”（psychotic - like experiences），如容易听错、看错；对声音、较强的光线、味道感觉有压力，对噪音的反应也变得比较强，偶尔会经验到片断、不大成形的幻觉，总觉得有什么不好的事快要发生；疑心变重，思绪显得天马行空，出现奇怪的联想，过度解读周遭日常发生的事情，对别人的眼神、言语、一举一动都过度敏感；言谈变得空洞，夹杂似是而非的逻辑论调等。

轻微精神病症候群

近十年来，为了提高精神健康专业人员对于精神病高风险期的注意，部分早期精神病相关的研究人员，提出将疑似精神病前驱期的个案，用一个新的诊断类别来描述。由于这个议题争议性仍大，在最新版的《精神疾病诊断统计手册》（*DSM*）中，只暂订出“轻微精神病症候群”（attenuated psychosis syndrome，APS），放在尚待进一步研究的范畴。

“attenuated”字面上是较淡、较薄或较弱的意思，简单说，APS 描述的就是病患呈现的是还未到精神病那么严重，而是前驱期后段常见的症状。在 *DSM* 诊断准则中，用较具体的项目（幻觉、妄想、混乱言行）、严重度（未明显影响个案的现实感、还不到精神分裂症或其他精神病的程度）、发生时间（近一年才出现或明显恶化）、出现频率（过去一个月平均每周出现一次以上），以及造成个人不适及功能下降，需要临床关注的状况等，来定义这个症候群。

为何不直接用“精神分裂症前驱期”来描述这些现象呢？因为临床上若说“现在是精神分裂症的前驱期”，则从字面上来解读，似乎暗示之后就要发展出精神分裂症，只是目前时间还没到而已。但事实上，出现疑似前驱期症状的个案，不是每一位都会发病，因此目前文献中，通常是用精神病“超高风险期”（ultra－high risk state，UHR）来描述这个阶段。“前驱期”只适合已经确定的诊断回溯描述病程时使用。

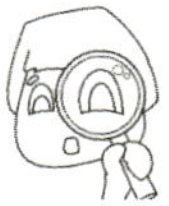

真的会发病吗

前面提到的德国回溯性研究，其实还做了一项有趣的比较。同样找一群第一次被诊断为抑郁症的个案，往回推之前几个月，记录曾出现哪些常见的困扰。结果发现，很多和精神分裂症患者的问题重叠，有些症状，如过度担心、心情沮丧、失去信心、缺少兴趣、角色功能下降等，出现在抑郁症的机会更大。

不见得一定是精神病

不过上述症状是比较非特异（non - specific）的症状，别说抑郁症或精神分裂症，只要是精神疾病，甚至只要压力太大，就可能产生这些抱怨。因此用回溯性研究来看前驱期前段出现的症状，其实没有太大的鉴别力及预测力。理论上标定前驱期后段，也就是靠近严重发病前的“类精神病经验”，亦即 APS 或 UHR，才比较可以锁定精神病的高风险个案。

瑞士、澳洲的普查式研究则显示，有一定比例的一般大众，曾短暂出现类似幻觉或妄想。长期追踪下来，部分人几年后很少再有类似经验，一部分的人则间或存在这样的情形，但没有发病。而那些后来生病的人当中，未必都是患了精神分裂症，也有焦虑症、社交畏惧症、抑郁症、创伤后压力疾患、双相情感疾患（躁郁症）等，由轻到重的各式精神疾病。这样看来，发病与否，以及发展成什么病，变数实在很大。

发生精神病的几率有多大

近年来，各国以前瞻性的研究设计，持续追踪一群看起来符合“超高风险期”描述的个案，发现一年后的发病几率从 10% 到 50% 不等，其中约八成以上是精神分裂症，少数是合并精神病症状的其他疾患。台大医院前几年的研究结果，则是 30% 左右。也就是说，被怀疑是高风险、会发生精神病的个案，之后果真发病的几率是一般人的几十倍（一般人发生精神病的机会小于1%）。但即使现在处于超高风险期，未来大约七成（相对于30%）其实并未发病，换言之，不发生精神病的机会还是很大。

因此尽管尝试用更严格的定义“轻微精神病症候群”，还是不能成为正式的诊断类别。不过换个角度想，出现疑似精神病前驱期症状时，便是精神上可能快要生病的警讯，因此，二十年前就开始关注早期精神病研究议题的先驱——澳洲墨尔本大学的精神科医生麦葛瑞（Patrick McGorry）和他的团队，就把对于精神病的关注延伸到整体青少年的精神健康议题。台湾地区则是2006年才开始累积这方面的经验。

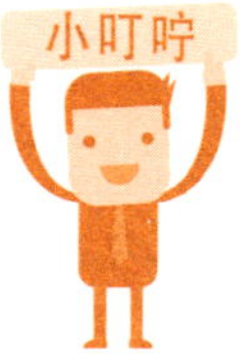

对于疑似有发展成精神疾病风险的个案，与其在意他会不会生病，或是会生什么病，不如关心他哪里不对劲，需要什么帮助。

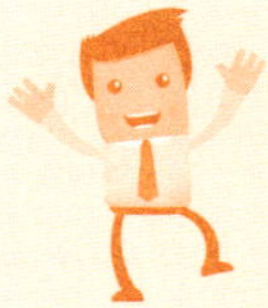

|小|常|识|

麦葛瑞

(Patrick McGorry，1952 ~)

麦葛瑞是澳洲墨尔本大学教授、精神科医生、Orygen 青少年精神健康中心执行长、国际早期精神病研究学会（International Early Psychosis Association，IEPA）创始人之一，以及国际期刊《Early Intervention in Psychiatry》主编。

麦葛瑞自 1990 年间即开始研究精神分裂症之前驱期和及早介入处置之可行性，之后扩展对象至青少年期各种精神疾病及时介入之服务与研究。

由于这方面的努力与成就，麦葛瑞在国际间获奖无数，并获选为 2010 年澳洲之年度代表人物（Australian of the Year）。

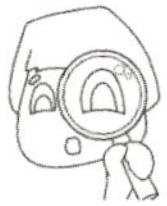

别急着说孩子有精神病

精神分裂症的高发年龄在二十岁前后，因此青少年期的情绪剧烈起伏，有时让人怀疑是否“精神有病”。如前所述，2007 年 8 月，台大研究团队正积极收案，进行疑似精神病前驱期个案的追踪计划，借由一次精神分裂症国际研讨会，发布相关新闻资料，多家平面媒体大幅报道，某大报的头版更以《青少年叛逆　当心是精神分裂》为标题，文中提到我的名字，并将我们提供的案例做了详尽的介绍。于是我当了一个月的“名医”，看了既多样又复杂的各类问题，堪称为“青春期精神疾患总汇”。

例如，接近智能不足边缘的孩子、未曾接受评估的轻度自闭症个案、在家里常出现情绪行为问题的孩童，他们在学校常出状况、容易被欺负霸凌，有时会抱怨

“有人故意整我、闹我”，对别人的言语、恶作剧反应过度，情绪调节、冲动控制也容易有问题。

也有强迫症或社交畏惧症的个案，对某些人、事、物过度敏感，担心害怕的感觉挥之不去。还有心身症、急性压力反应、适应障碍的年轻人，用各种奇特的方式，描述身体的不对劲，觉得自己变笨了，或是一脸茫然地说“我不知道怎么回事，整个人怪怪的”。另外有些人则是有无法厘清原因的饮食障碍、睡眠障碍等问题，因为看了新闻，所以也来问是不是精神病快发作了。

不过其中倒真的有早已明显是精神分裂症，并接受药物治疗的患者，因之前的医生不曾明确告知诊断病名，看了新闻后来求诊，想要寻求答案。也有患者是因先前的医师告知是精神分裂症，但自己或家人不接受，或认为“只是”前驱期，赶快预防就好。总之，各式各样的病患突然涌入我的门诊。

这个经验让我深刻体会，对一般大众做疾病科普时，千万不能只强调要小心有哪些可疑的前兆。尤其是与青少年有关的科普，如果没有在病与非病之间仔细厘清，从不同的角度提出案例，往往使家长过度担心，往错误的方向去解决问题，或影响亲子关系，甚至让当事人受到同侪排挤。

被宠坏的初中生

一名初中男生，听妈妈说要带他来台北玩，结果搭了一个多钟头的车，却是来到我的诊室。他打扮很炫，一副鬼灵精怪的聪明模样，对于被带来医院有点儿不高兴，因为不懂妈妈为何要用骗的办法。不过在会谈过程都愿意配合，对于学校生活、学业成绩、兴趣嗜好、和家人朋友相处等，都大方回答，初步印象是个生活无虞的男孩，也不太有让人担心的地方。

但妈妈在一旁可急了，赶忙补充：“他脾气很暴躁，叫他出门不出门，勉强地出了门，碰到老师和同学也不打招呼，还一直躲……那天在家里不停照镜子、换衣服，大概照了一个钟头，还一边照一边嘴巴不知道在念什么……还有，叫他做什么，他只会很叛逆地顶嘴，态度很差。前几天爸爸骂了他一顿，那天他比较乖，没再说什么。但隔天又跟我起争执的时候，爸爸瞪了他一眼，他竟然回呛：‘看什么看！’”

妈妈好像讲到很大的重点，加强语气之后停下来等我的反应，我只好说：“所以呢？”妈妈对我的反应有点儿意外，便接着说：“这不是跟报纸写的很像吗？我儿子是不是快得精神分裂症了？”

既然两边描述的状况落差那么大，就直接跟孩子把事情一件件澄清吧：

“为什么不出门？”

我要出去找同学的时候，妈妈不让我出去，所以妈妈要带我去做别的事的时候，我就说不要。

“碰到老师同学，为什么不跟人家打招呼？”

那天是妈妈骑摩托车载我，路上她先看到几个在骑脚踏车的同学，要我跟人家打招呼，我坐在她的后座，很丢脸耶，一定会被同学笑，所以只好躲在背后贴得紧紧的，就怕被看见，怎么可能主动跟同学打招呼！

“在家里对着镜子那么久，还自言自语，这又是怎么一回事？”

那天要去找同学，在想要穿哪一件衣服出去，但她不让我出去，我只好边照镜子边换衣服边哼唱，自得其乐嘛。我知道她在偷看我啊，可我就是不想理她，谁叫她管那么多。

“那跟爸爸呛声的事呢？”

有吗？（沉默）

妈妈终于知道要补充什么了：“爸爸过去一直很宠他，从来没骂过他。平常都是我在限制他，所以通常是跟我吵，那天是爸爸第一次骂他，他可能吓到了，乖了一个晚上。隔天他又跟我发脾气的时候，爸爸瞪了他一眼，以为这样有效，没想到这次他根本不怕，回呛爸爸‘看什么看’，爸爸反而不知道怎么办才好。的确在家里一向他才是老大，不是他爸爸。”

这孩子最近常乱发脾气，见人也不打招呼，还对着镜子自言自语，是不是像报纸写的精神出问题了？

妈又在偷看我了，很烦啊！没事爱管东管西，才不要理你！

可以确定，妈妈很认真地看了那则新闻报道，标题是《老爸咳两声，高三女觉得被呛》，新闻的女主角很容易暴怒、不可理喻、疑心重、不愿出门，等等。不过妈妈漏掉此新闻的另一则平衡报道，提示青春期风暴的一些特点，才会在面对儿子的状况时，只想到“儿子得精神病”了。

听到是教养及相处的问题，而不像是精神病，妈妈竟有点儿为难，说：“没病？那不就没的医了吗？他现

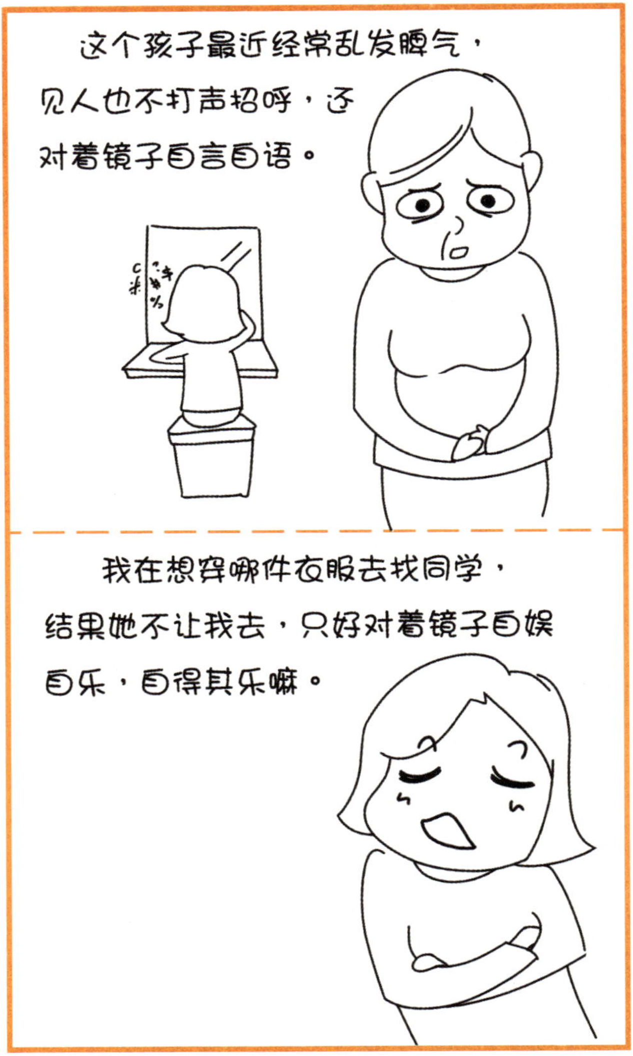
这个孩子最近经常乱发脾气，
见人也不打声招呼，还
对着镜子自言自语。
我在想穿哪件衣服去找同学，
结果她不让我去，只好对着镜子自娱
自乐，自得其乐嘛。

在长那么大了，我还能怎么办?”我只好提示她，今天不是说要带他来台北玩的吗？就先从说到做到开始，重新培养母子关系，带他去玩吧。

另一方面我肯定孩子尽管不开心，至少愿意配合来看诊，表示母子关系还没那么糟。但我也直接告诉孩子，他在家里的某些行径听起来真的很像被宠坏了，竟然害妈妈如此担心，甚至宁愿他是得了精神病，才有办法医。这样的情形，实在应该从亲子关系的改善着手才是。

倔强无辜的“告密者”

另外一个个案，是一位高二女生。她母亲忧心地说出孩子的遭遇：

这孩子之前在学校都很乖，有一次因为班上某科老师带着全班同学一起作弊，只有她不肯同流合污，结果考不好，成绩跟同学差很多，被罚扫厕所。她觉得很委屈，边扫边哭，老师发现了，就说：“考不好一向就是扫厕所，有什么好哭的？”她才忍不住把班上同学集体作弊的事说出来。

结果不难想象，同学责怪她打小报告，在社交网站上联合起来骂她。之后她不愿意去学校，说那群人一定都还在想办法整她，一提到学校就发飙，甩门、尖叫、摔东西，什么都来。家人拗不过她，只好让她办了休学。

她休学在家整天锁在房间里面，连话都不说。一点儿小声音，就以为我们在讲她，想关心她，又抱怨我们给她压力好大。稍不如她的意，就大发脾气。带她看医生，坐在那儿一句话都不说；想帮她说，结果一开口，她就瞪过来，让她自己说，又不讲话，实在拿她没办法。之前的医生其实很有耐心，约了几次回诊，但都是老样子。后来医生说你们这里有在看这种孩子，建议带来试试。

在诊室，女孩也是一句话都不说，也不正眼看我，试探各种话题都得不到回应，依然侧着身体别扭地坐着。妈妈只好帮她说，结果就像妈妈描述的一样，女儿怒气冲冲地瞪着她，叫她不要乱讲，愤恨的模样好像在向揭露她重大秘密的做法抗议。在这一行，免不了要面对各种坏脸色，她这模样，绝对可以排在前几名。妈妈说，这孩子从小就比较倔强，只是这次真的太过了。

话说回来，一个高二女生碰到这样的事件，会抗拒上学，反应那么激动，多少也是可以理解的。总不能因为变得退缩孤立、对声音敏感、曲解妈妈的好意、情绪失控、脸色又太臭，就担心她是处于精神分裂症的高风险期吧。只好先确认没有立即的危险，暂时不建议做医疗上的处置，保持尊重与关心的态度，预约过一阵子再来追踪。

几个星期后复诊时，女儿还是一脸不屑、事不关己的模样，不看医生也不说话。妈妈却在一旁如释重负，轻松地说："好多了！学期结束了，之前的同班同学升上高三，我去学校帮她安排复学，她肯跟去，看到上课的教室跟三年级离很远，也跟辅导老师谈过，感觉比较放心了。”什么？看起来是同样的表情与态度，妈妈的感觉竟然跟我天差地远。我确认没有其他令人担心的地方后，纳闷地提出唯一的质疑：“嗯，那么，今天怎么还是一句话都不肯说呢？”

女孩低低“哼”了一声，把头撇得更远，再次狠狠地瞪了妈妈一眼，说：“早就跟你说没事了，干吗还要带我来看医生？”直到离开诊间，还是没正眼瞧我一下，也没对我说一句话。原来光是把一个心情很不爽的年轻人带来看精神科，就有可能让他看起来像个精神病患。难怪精神科的教科书里，列举需要和精神分裂症做鉴别诊断的状况，其中有一项叫作“正常青少年”（normal adolescence）。

平时多了解是不变的秘方

按照青少年的成长背景、生活习惯、同学关系、家庭环境，以及民俗或宗教信仰等因素来判断，上述案例到底是可以理解的行为，还是太超过常理的状况？我想，在没有足够明确的证据前，不需急着用“这是有病还是没病”二分法评断，更非“有病就赶快吃药、没病不要胡思乱想”就能解决。

偶尔新闻会报道有些初、高中生的家长，由于孩子在学校受了委屈而到处求助申诉，若未获得满意的回应便找媒体控诉校方和其他学生家长，认为若不好好处理，孩子会因此“走不出阴影”。

但这样做，可能更让孩子在学校被人指指点点、被孤立或另眼相看，使孩子对人际互动、声音、言语、情绪等都变得加倍敏感，反而制造出更大一片乌云。

继续发展下去，是有可能进入精神病高风险期，但要注意这样的发展往往非单方向压力所造成，也不是无法避免的。建议此时不妨先倾听、关心、陪伴、传达善意、保持信任的关系，避免先入为主的偏见，影响亲子间以及亲师之间的沟通，这样对后续的任何变化都一定有帮助。

转学或休学不见得是最坏的结果，当事人或许觉得委屈，但若把它当作一个可以考虑的选项，有时反而豁然开朗。最理想的结果当然是化危机为转机——取得校方的了解，彼此共同合作，把整个事件当成不只是自己的孩子，也是所有孩子的机会教育。

青春期的孩子正在发展自己的个性，在寻求独立的同时，对父母仍有依赖，有时别扭起来真拿他们没办法。通常求助于门诊的个案状况比较极端，且父母不是心理学家，哪晓得什么才是“正常的风暴”？但若亲子平时保有一定程度的互相了解，面对不寻常或过度激烈的情绪和行为，就可以因“实在难以理解”而提高警觉，不至于只因了解不够、沟通不良，演变成更大的矛盾或冲突。

及早介入处置的可行性

病与非病之间，不见得有明显的分隔线——常见的精神分裂症前驱症状，不易与其他精神疾病区别，甚至会和青春期风暴混淆；出现疑似前驱症状的人，后来不见得一定会发展为精神分裂症。精神分裂症本身的盛行率不高，若使用“筛检”的方式找个案，容易得到较高的“伪阳性”（详见第二章）。精神分裂症目前没有说服力够强的生物学上的标记（如脑部断层扫瞄、脑波检查、抽血检查等）。个案若被贴上疑似精神分裂前驱期的标记，将会是沉重的负担，在伦理上也有争议。

你被搞迷糊了吗？本章开头强调要及早发现及早处置，这里又说不要随便对号入座，免得自己吓自己。这是因为精神分裂症一旦发生了，一定要“及早”诊断及治疗，然而若因此“太早”就鸣起警报，弄得众人紧张兮兮，反而矫枉过正。不过，由于处于高风期的个案，多少都有一些情绪、生活、人际互动上的困扰，借由适当的介入处置，多少还是有帮助的。

这里不用“及早治疗”，而用“及早介入处置”一词，是为了避免造成错误的印象，以为在疑似前驱期时，最好赶快用药治疗。

的确在十多年前，研究早期精神病的医生和学者，期待在还未明显急性发病时，能够仅凭很低剂量的抗精神病剂就阻挡严重精神病的发作。他们认为这样既比较不会有副作用，也不需要长期治疗，岂不一劳永逸?

很可惜，事实上效果并没有这么理想。这样的药物治疗方式，只能将未来一年内发病的几率从30%降至20%左右，并不是赶快吃药就不会发病。且即使只用剂量很低的药，也不会减少副作用的发生，这可能是因为尚未急性发作的个案，对药物似乎较为敏感。

因此在所谓“超高风险期”用抗精神病药剂，并不是目前主流的建议处置方式。不过不是不能用药，而是要小心、短期、试探性地使用，而且最好请教专门看这类患者的医生为宜。

还有什么其他早期介入处置的方式呢？通常不用等到急性精神病发作，患者在超高风险期，个人的能力、人际关系、学业或工作表现，就会开始出现问题，因此早期介入的重点，可以放在调整目标、排除及抒解过大的压力。此时短期使用抗焦虑剂、助眠剂，搭配足够的休息，提供心理及情绪上的支持、认知行为治疗等，让个案学习如何调降对周遭过度敏感的解读，能较轻松地忽略所谓“类精神病经验”、拿捏合宜的人际互动关系、合理地自我评价、建立规律的生活节奏，以及注意均衡的营养，补充鱼油等，都有可能降低发病的几率。

及早介入处置还有一个重要的好处，就是在现实感未明显脱节之前，医生比较容易和个案建立信赖的治疗关系。前面提过虽然在高风险期用药还是有可能发病，但至少在症状明显恶化前便能迅速发现异状，做出诊断，且在信赖的基础上，个案比较容易配合治疗，有机会以较低的药物剂量达到不错的效果。前面也提过，精神病未治疗期（DUP）越短，治疗的效果有机会越好，也可以降低罹病对于日常生活各种功能的影响。

成长岁月中，总有波澜起伏。在日常生活里，个人的精神状态，特别是从青少年踏入成年的阶段，也如天气般时晴时雨。很多的身心变化，就像气候瞬息万变，其实都只是大自然运行的正常现象。有时乌云密布，以为大雨将至，没多久却云开日现，晴空万里；有时则风起云涌，滂沱大雨顷刻狂泄而下，无法阻拦，只能侧身避开，寻找安全的庇护，等待暴雨停歇，再重新出发。

随着科技进步，尽管预测气候的能力大增，但想要控制气候，实务上仍不可行。与其期待科学家发明可以改变暴风雨的技术，还不如平时做好水土保持，减少对环境的危害，保养大自然的修补能力，并且通过现有的预测能力来提高警觉，趋吉避凶，顺势而为，才能将灾害减至最低。想在日常生活中避开发生精神病的风险，应该也是同样的道理吧。

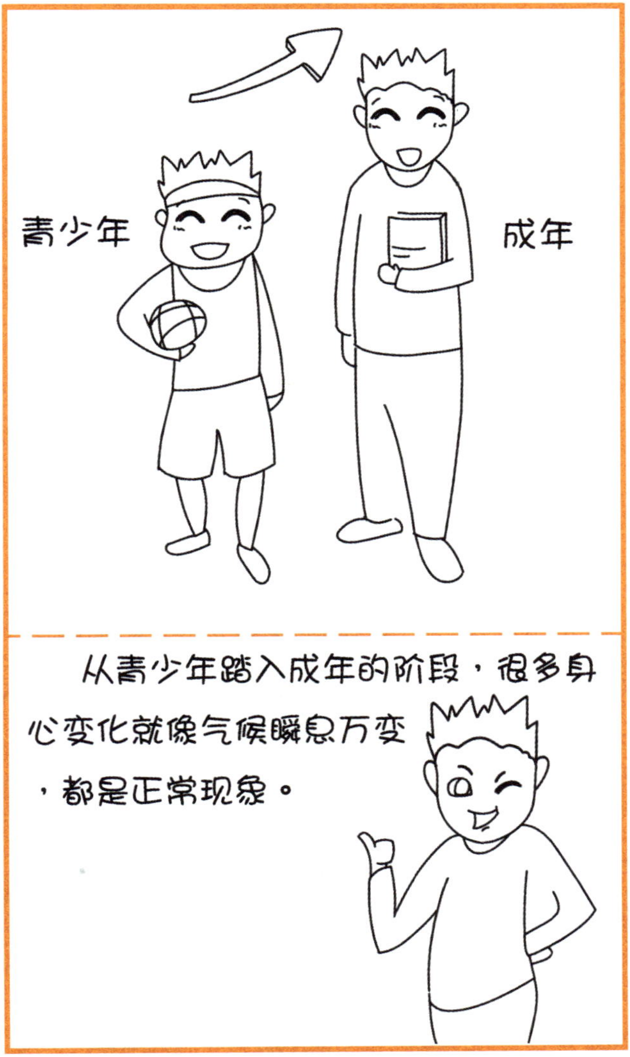
青少年
成年
从青少年踏入成年的阶段，很多身
心变化就像气候瞬息万变
，都是正常现象。

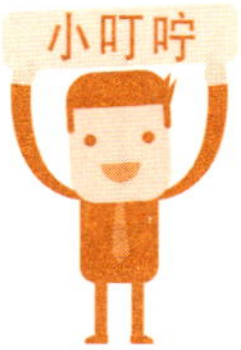

无论用什么字眼、不管后续是否一定会发生精神分裂症，只要出现前驱症状所描述的现象时，宜适度提高警觉，若在追踪时，情况明显恶化，即可提供适时的介入处置。

第六章

如何与病共处

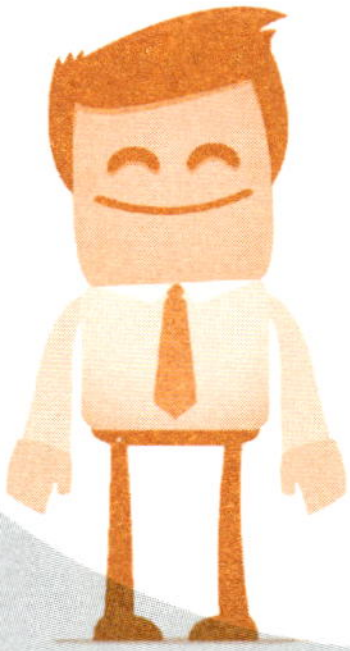

治疗精神病不要只困在“药”与“不药”上，努力寻找调整期待与适应压力的方法，配合正确心态来用药，才是与病共处的王道。

精神病会好吗

提出诊断、建议治疗方式之后，接下来医生最常被病患和家属问到的问题就是："这个病会好吗？"

在回答之前，得先定义什么叫作"病好了"。通常，急性的疾病，例如，细菌感染，使用抗生素完成一定的疗程，多半可以药到病除；单纯骨折，将伤处妥善接合固定一段时间，新生的组织就可以让身体恢复原先的功能。当然也有比较棘手的感染症，或产生并发症的复合性骨折，但一般来说，急性病就像车子故障，进厂检查问题出在哪里，只要维修保养一番，出厂上路不是问题。

而慢性病就比较需要时间解释了。例如，糖尿病、高血压是两个最常见的慢性病，当一个人的血糖、血压开始偏高时，身体会出现一些症状提醒我们必须控制饮食和体重、持续运动、调整生活习惯等，也许不用药物治疗，就可以得到明显改善。即使是正在接受药物治疗的患者，耐心依循上述做法，也可能有降低用药量甚至停药的机会。如果“病好了”指的是不再需要用药，有些慢性病患者的确可以达到。

然而慢性病比较常见的状况是，减药时血压等生理指标就显示异常，所以必须长期服药来保持血糖或血压稳定，同时也降低全身性心血管疾病的风险。这样算不算病好了呢？

那么，退而求其次吧，只要按时吃药，人看起来都正常，这样也可以算病愈了。但是，一样是按时吃药、看起来正常的精神病患，却常被认定“只要还在吃药，就是病还没好”。

精神病为什么很难医好

百年以前的精神病患者，被当成异端、癫狂、笑话、危险人物，或是不定时炸弹。由于无法见容于一般社会，只能在底层打滚、在街头流浪，像个边缘人。加上现实感不佳，判断上容易出问题，一旦出事不是被监禁，就是在疗养院终老，也有被视为耻辱而遭亲人禁锢，成为家族中不可说的秘密。这些现象在 19 世纪末，神经科学的认知提升之后，才逐渐改观，但精神病患还是面临种种偏见与困难的挑战。

1950 年代以后，治疗精神病的药物陆续研发出来，但患者和家属仍对治疗一知半解，有些是状况已经很严重，不得已才送来治疗，患者的未治疗期长达数年以上，治疗效果不如预期。也有社会过度乐观地以为有药可医了，再也不用把可怜的患者“关起来”，因而仓促地“去机构化”（deinstitutionalization），结果造成街头游民大增，病情不容易控制，路上看起来“怪怪的”人反而变多了。

病情若已很严重，甚至是慢性化之后才就医，其实对治疗非常不利，即使幻觉、妄想控制住了，认知功能和一般生活的障碍不仅仍需要时间恢复，也需要投入其他资源来协助。若只依赖药物，就会造成“治疗好像也没什么用”的印象。此外，早期的抗精神病剂副作用相当多，例如治疗期间会出现类帕金森氏症，整个人看起来面无表情、走路像机器人、口水一直滴，让一般人对治疗的疑虑更深。

加上精神病在停药后容易复发，有人形容，根本是用药来“控制”，而不是“治疗”，更别提“痊愈”了。不然就是住院的时候“乖乖的”，出院后很快又“打回原形”，到底有没有办法医好呢？这些现象，除了起因于对精神病不了解、讳疾忌医之外，跟对治疗的期待、医疗资源是否足够、生病后的调适等都有关。

因人而异的预后

我们都知道，尽管生一样的病，有人或许没啥大碍，有人却可能会很严重。同样地，不幸染上重症，奇迹复原的例子尽管罕见，但也不是完全没机会。同理，不同的精神病预后会有差别，而即使同样患了精神分裂症，预后也是因人而异。

第三章中“其他常见的精神病”一节提到，有些短暂性精神病，的确是像急性感染症一样，来得快去得快，可以恢复到看不出来生过病。但没有人能保证不会复发，尤其是这类短暂性精神病的患者，如果生理、心理及家庭环境、社会处境问题没有得到根本解决，就很容易再发病。

同样地，因身体疾病并发的精神病症状，多半可在生理问题解决后就得到改善，但有些生理伤害要花很多时间才能恢复，甚至若已经造成不可逆的损伤，预后就没那么乐观。

在过去被认为很难医治的妄想症患者，只能带着偏执，抑郁、害怕、愤恨等情绪，孤傲地终老一生。但其实，撇开妄想的部分，患者的一般功能经常没有太大障碍，在药物帮助下，让心理得到较大的调适，反而可以豁然开朗，阴霾一扫而空。治疗妄想症最困难之处，往往在于患者认为问题都是别人造成的，和自己无关，或者认为这是心理问题，不信药物可以改善。

比较难缠的还是精神分裂症。确诊为精神分裂症的患者，想要完全不吃药而保持不复发，十个当中恐怕不到一个。这样的陈述，好像印证了一般人“精神病不会好”的说法。不过若是用慢性病的角度来看，规律治疗、细心保养之下，还是有相当比例的患者可以恢复到“让人看不出来有生过病”。

另外，复原的标准牵涉是从谁的角度来看。病情稳下来后，先前不认识患者的人，可能看不出来他有什么精神上的问题，但原本熟识的人多半还是可以察觉患者的个性、情绪反应、能力等，和生病之前多少有一段落差。

有趣的是，在某些案例中，家人觉得患者在治疗后比没生病之前好相处多了。之所以有这样的“错觉”，可能是家人把病情稳定的状况，跟发病的“前驱期”时那个喜怒无常、无可理喻的人来做比较。

无论如何，医学讲究实证，用不着粉饰太平。虽然有复原极佳的案例为病患和家属带来希望，但大多数的精神分裂症患者，难免都经历过辛苦而冗长的病程，需要很大的勇气与毅力，以及对病情充分的了解和接受，加上亲人的支持与鼓励，才能避免病情恶化，在复原的路上继续向前迈进。

药物扮演什么角色

常听人说“心病要用心药医”，这句话固然没错，但什么才是单纯的“心病”，哪种“心药”才有效？前面已反复提到，精神疾病是综合生物、心理、社会因素交织影响所造成的结果，而精神病又是精神疾病中相对较严重、生物性致病机转影响较大的病症，药物在精神病的治疗上，自有不可取代的角色。不过在用药上，一直存在几个迷思有待澄清。

吃药有用吗

跟一般生理疾病的药理学比较起来，精神疾病的药理学有个很大的不同点——身体的毛病通常可以弄清楚致病的生理机转是什么，再去寻找、设计、筛选、试验出有效的药物，以得到治疗的效果。精神病则太过复杂，很难完全厘清生理上出了什么问题，有时是先观察到某种物质似乎可以改善某些精神症状，才回过头推测这个病可能的致病机转。

尽管看似“不够科学”，药理学家和临床医师们还是努力遵循科学方法，检验一个个化学物质是否可以有效帮助精神病患，并且从中获得宝贵的经验与知识，来更了解精神病是怎么回事。2000 年的诺贝尔生理医学奖，就是颁给三位钻研神经传导作用的学者，其中瑞典学者卡森（Arvid Carlsson）是最早也最深入研究神经传导物质多巴胺（dopamine）的大师。

现阶段关于精神病的治疗方面，抗精神病剂（anti-psychotic），特别是它的抗多巴胺（anti－dopamine）作用，对幻觉、妄想、狂躁、混乱的言行等正性症状，效果是可以肯定的。但对精神分裂症的负性症状以及认知功能障碍，则还没有足够的证据显示，哪种药物可以确实改善这些问题。目前有很多研究在寻找除了影响多巴胺功能之外，能够作用在其他的神经传导物质，或作用在其他神经生理机转的治疗方向。

药的副作用是不是都很大

在宣称药物有效之前，都要先确认它的安全性，只是对于安全性的要求，也是随着时代在进化。1950 年代抗精神病剂刚问世时，尽管副作用再多再明显，例如嗜睡、动作迟缓、各种不自主运动、静坐不能、女性生理期的影响等，但因没有更好的选择，有时会加上一些其他的药物来对抗、减缓这些副作用。但这些“抗副作用”的药，本身可能又带来额外的问题，如口干、眼花、排尿或排便困难等，副作用好像没完没了。

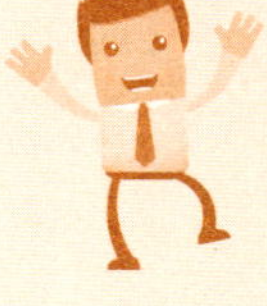

|小|常|识|

多巴胺（Dopamine）

多巴胺是大脑和人体里自然产生的重要化学物质。瑞典学者阿尔维德·卡尔森（Arvid Carlsson）确定多巴胺为脑内资讯传递者的角色，即所谓“神经传导物质”，而赢得了2000年诺贝尔医学奖。

大脑内的多巴胺是由特定的神经元制造，依其投射联结的脑区，引起及调控不同的功用，包括运动控制、动机、觉醒、情欲、感觉、认知、奖励等功能。

常听到的帕金森氏症（Parkinson’s disease）即是大脑基底核的黑质（制造多巴胺的神经元）细胞减少而导致的运动功能障碍。

精神分裂症与多巴胺的关系，则没有这么直接的联结，并不能单纯归因到大脑中哪一个特定部位多巴胺的功能太强所造成。而是由“抗精神病剂可减少患者的妄想、幻觉与狂躁，而每一种抗精神病剂都有拮抗多巴胺的功能”，间接推论而来。

1990年代开始，出现所谓的第二代抗精神病剂，对多巴胺的拮抗作用较轻，虽然还是有可能发生上述副作用，但没那么严重。这些新一代的药有其他副作用，较常见的如肥胖、高血糖、高血脂等。目前公认最有效的药物 Clozapine，则有更长一串的副作用，特别是对造血功能的影响，因此让它无法列为第一线的治疗选择，甚至在初次使用时，很多医师会要求个案住院观察，以策安全。

没有一种药物绝无副作用，何况每个人有个别差异，很难在确认绝对安全之后才开始治疗，若过度担心副作用而迟疑用药，可能错失治疗的最佳时机。这的确是两难，如何权衡轻重，值得谨慎考量。

药是不是吃了就会上瘾

所谓“上瘾”或“药物依赖”，指的是身体原本不需要这东西，一开始用时会有短暂欣快、愉悦的感觉，但用过几次之后，就会造成心理变化而对这药物产生一种非用不可、不用就会不舒服的感觉，如果要戒除，需要经历一段不愉快的时间才能熬过，即所谓的“戒断期”。恶名昭著的海洛因、安非他命等，都是容易上瘾的物质，常见的酒精，成瘾性虽然没那么强，但一旦上瘾也很麻烦。

至于精神科的用药，安眠镇静类的药物是比较可能产生习惯性甚至依赖性，也就是说突然停药时，容易出现明显的不舒服。相对来说，治疗精神病常用的抗精神病剂，成瘾性相当低，没生病的人吃了，可能只有副作用带来的不舒服。

通常医生要一直叮咛精神病患者“若不吃药，病情容易不稳、恶化、复发”，患者才肯好好长期配合用药。因此对于精神病患者来说，用药是“治疗”，而非“抵瘾”，这点一定要分清楚。

是不是要吃一辈子的药

其实若没有必要，本来就不用吃药！任何疾病、任何药物都应遵守这个原则，问题在于如何界定“必要”。从前文“精神病会好吗”一节中的介绍中，读者应多少得到了概念——急性、片断的精神病症状，在病情改善后有机会停药，也不用担心马上会复发。疑虑比较多的，还是在于精神分裂症是不是要吃一辈子的药。

让人有些失望的是，精神分裂症患者发病后，停药而不复发的机会，大概不到十分之一。即使现在较多患者在发病不久后就开始用药，治疗效果也不错，然而一旦停药，复发的机会还是相当高，一两年间可达五成甚至八成。在这里必须提醒大家：就算一直服药，也还是有可能复发，但风险可以减少到两成以下。可惜单凭这个数据，还是很难说服不想吃药的人持续服药。

临床上，面对二十岁上下的患者时，很难“狠下心”肯定地回答：“对，就是要吃一辈子的药。”毕竟要预言“一辈子”真的太沉重，何况医学可能会有大突破，或许未来会出现神奇配方来解决这个问题。但在此前，保险的做法是长期规律地用药。另外要提醒读者的是，追踪期间可能有机会调降剂量，但是药量减轻时，要冒一点儿可能会复发的风险，所以一定要跟医生商量并密切配合。

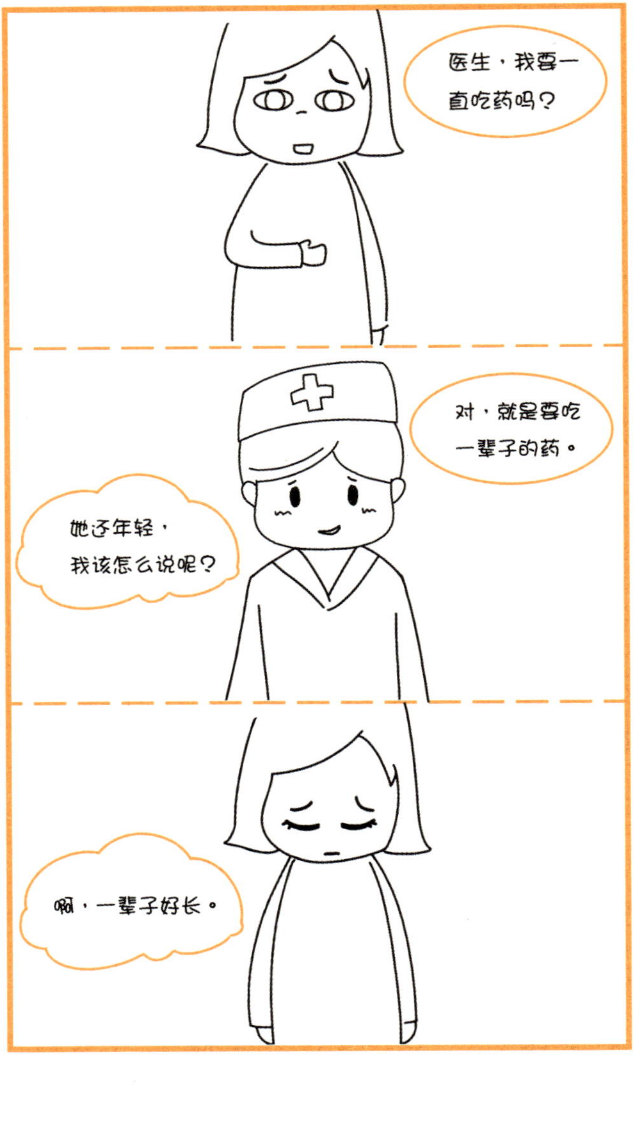
医生，我要一直吃药吗？
对，就是要吃一辈子的药。
她还年轻，我该怎么说呢？
啊，一辈子好长。

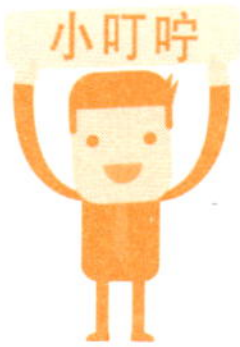

不需要把药物视为“控制”的工具，试着把药物当成“协助康复”的利器，这样对稳定病情很有帮助喔！

治疗精神病，药不是万能，但若要求治疗时不用药物，就像自废武功后去面对难缠的敌人，可是万万不能。没有哪一种抗精神病剂可以药到病除，但是在药物的帮助之下，患者才有办法用其他的方法来自助，周遭的人也比较容易提供有效的支援，协助他们渡过难关。

患者与家属是命运共同体

如果被确诊是精神分裂症，任何人都不会好受吧。著名的美国精神科医师库伯勒·罗丝（Kubler · Ross）曾提出一般人面对不治之症时，通常要费一番工夫，经过震惊否认、生气愤怒、讨价还价、沮丧逃避等心路历程，才能一步步过渡到“接受”的阶段。在这过程里，最重要的就是要有正确的认知。

本书一再强调，精神病是“脑子生病，表现在情绪、行为、认知、冲动控制、现实感判断方面的异常症状，治疗后有机会得到改善”。只要能理解、接受这个观念，思考一下“我是不是病了”，患者就可以免除很多猜测、担心，甚至折磨。例如，妄想症患者千辛万苦找证据，一直觉得全世界与我为敌，岂不是太孤单害怕了吗？若能换个角度，考虑一下“也许是我病了”的可能性，就好办多了。

治疗中的生活课题

一旦确定需要持续治疗，面对用药时还是要有适当的心理准备。首先是副作用的问题，现在的药物资讯公开透明，只要药物出现任何副作用的几率超过一定的百分比，就必须在药袋上清楚注明。这样一来，有时反而让人看了就怕，哪里还敢吃药，更何况有些病患习惯把任何不适都归咎于药物副作用。

事实上，有些副作用在一开始服药时比较令人困扰，用药一阵子之后身体会逐渐适应；有些副作用可以靠自身的努力，例如，饮食控制、规律生活、运动等来避免；有些则要靠其他辅助药物来减缓；还有些副作用则是一旦出现就必须调整剂量，甚至停用。这些都可以和医师好好讨论，不要擅自决定。

其次是心态。常有人认为吃药就表示我是病人、表示我的病还没好、表示我不够坚强得依赖药物……仿佛吃药带来许多负面形象。实际上，不吃药并不会让患者变正常，反而可能因为不吃药、病情不稳，别人一看就知道有病。所以不妨把药当成是帮助我们的朋友，这样心里会轻松点。

至于人际互动上该留意什么呢？尽管自己和家人接受生病的事实，专业人员也一直宣传，莫将精神病污名化，甚至连精神分裂症的名字都改了，但不表示一般社会大众就能以平常心包容对待生病的人。建议可以先做好心理准备，对外来的偏见不需要照单全收，同时也虚心检查自己是否在不经意间出现失当的言行举止。

此外，到底该不该向雇主或同事透露自己的病情？

说了怕被另眼对待，不说又怕在一般标准的要求下无法胜任工作。其实，就算是身体方面的疾病，我们也不一定会对雇主或同事和盘托出。比较重要的是，我们明白“量力而为”的重要，清楚了解自己可以做些什么、无法做到什么，我想这才是和雇主沟通的重点。

家人和亲友可以做什么

如果家人罹患了精神病，亲友面临的第一道难题常是“怎么劝他就医”？特别是没有“病识感”的精神病患者。其实，是不是精神病、是什么样的精神病，家人不用太伤神，只要以“关心”为出发点，告诉他家人注意到了最近他和之前不太一样、担心他是不是哪里不舒服，是否睡不好、吃不下、心情闷、静不下、胡思乱想，等等，鼓励他接受协助。陪同就医时，提供客观的报告，然后把诊断和说明的任务交给医生就好。

很多家人朋友在听闻挚爱的亲人罹患精神病时，也会经历一段心理历程，有时“无法接受”的情绪反应甚至比患者本人还严重，反而造成患者的另一重压力。家人和患者必须目标一致，才能减轻彼此的负向情绪。同样地，对于疾病及用药正确的认知，是帮助患者最重要的第一课。

有时家人太关心反而帮了倒忙，例如，想鼓励患者，希望他要靠意志力，不要依赖药物；或者过度紧张，漏吃了一次药，就以为马上会复发，急得像热锅上的蚂蚁；有时过度保护，筛除所有可能的压力源，却也可能断绝了有益的互动；甚至爱之深责之切，告诉病人再不振作、找个工作独立生活，就只好送去疗养院……其实家人的出发点都是善意的，只是在做法上不见得有效，甚至可能造成反效果。

若家人相处原本就不融洽，很容易在压力下将指责无限上纲。医院里不时会出现家属互骂的场面，责怪都是因为对方教养不当；也有人说“我们家这边都没这种遗传，一定是你们家的基因有问题”；或是长辈怪罪女婿媳妇没好好对待孩子，才会变成这样。这些话宣泄了一时的情绪，却可能带来更大伤害。

此外，家人间不一致的态度，也会让患者无所适从，比如说爸爸不希望孩子吃药，妈妈却担心不吃药病情会恶化。姐姐认为病人不该有任何压力，不让患者去找工作，弟弟却看不惯哥哥整天在家无所事事，言辞间总是故意刺激。还有热心的众家亲戚，转告从别的案例（多半是不同的病症）听来的各种疗法，以及很不一样的治疗结果，让当事人和照顾者更加为难。

有的老爸爸老妈妈担心自己百年以后，生病的儿子该怎么办，于是赶快帮他娶个老婆；也有的父母担心结

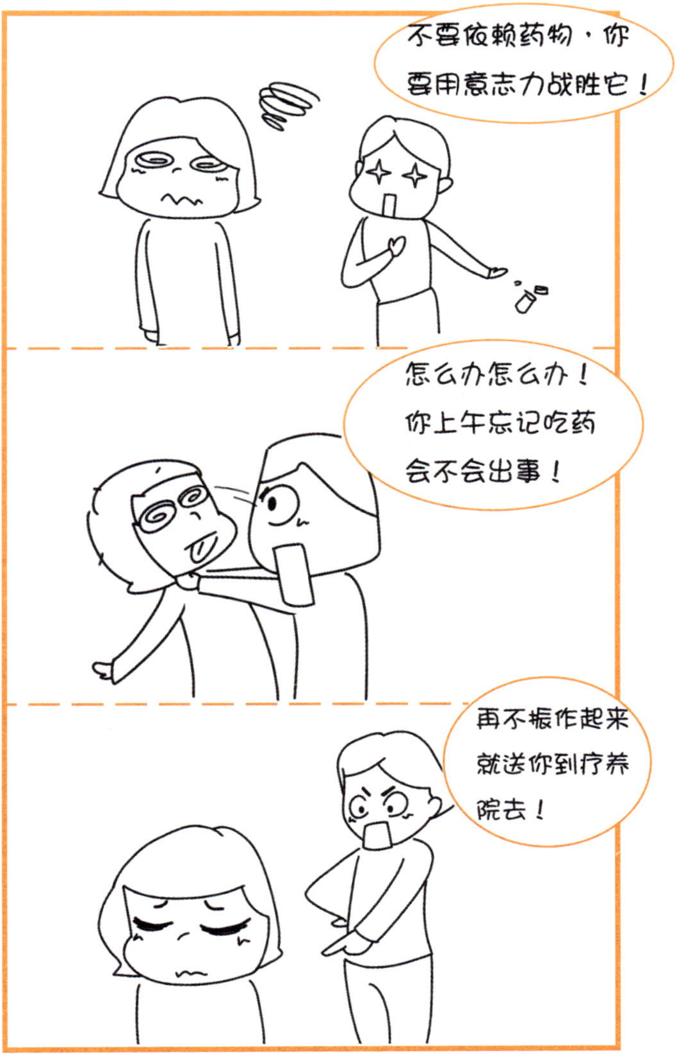
不要依赖药物，你
要用意志力战胜它！
怎么办怎么办！
你上午忘记吃药
会不会出事！
再不振作起来
就送你到疗养
院去！

婚生子的压力太大，尽管孩子已经恢复得很稳定，有了体贴懂事的对象，也绝不赞成婚事……这让我不禁叹谓：这样重要的人生大事，真的该用“有病”“没病”的二分法当作决定的唯一标准吗？

的确，家属和病患处在同一艘船上，他们的压力有时不亚于患者。目前很多地区有家属自助团体，例如，康复之友协会，可以分享讯息和资源，互相支持鼓励。建议家属们也要积极学习、调适、向前看，才能和病患携手朝康复之路前进。

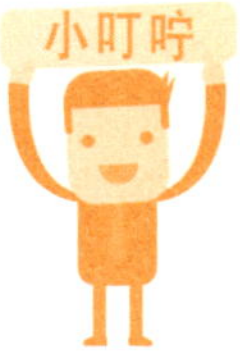

“病会不会好？能好到什么程度？”好与不好，其实是相对的概念。与其一直缅怀过去，懊恼所失去的，不如把握还能拥有的，谨慎而认真地往前走。

调整期待与压力因应

精神病是生理上的某些特质在心理调适的过程中，遇到压力超过可以正常运作的临界值时，而出现的精神功能障碍。先天的体质或许不容易改变，需要药物的帮助，但心理层面及客观环境上，还是有调整空间。

抗压要领

有病就要治病，没病时平常先强身，接受适度的压力挑战。问题是在还没发病之前，如何知道什么是“适度”呢？这当中要考虑到个别差异。所谓“抗压性”只是一个概念，很难客观测量，有些人喜欢挑战新鲜事，不刺激就不过瘾；有些人习惯一板一眼，按部就班则一切顺利，突然大变动就手忙脚乱。因此对 A 是稀松平常的事情，对 B 可能是莫大压力，很难说怎样才是最

"适度"的。

人有趋吉避凶的本能，顺势而为压力自然较小，但也要为预期外的逆境做准备才行。锻炼抗压性的原则是：选择一个比现在的自在状况稍微困难一点儿的任务来尝试，才能在实务层面和心理层面学到新的技巧、得到进阶的体验。等能力提升之后，再往上一级试探，若发现实在太吃力时，无须过于勉强，暂时退一步，等时机更成熟时再试一下。

这个道理听起来再简单不过，但"知易行难"。不妨多看多听，从观摹比较当中学习，发展出适合自己的调适压力模式。

对病不对人

精神病发病时，不仅患者，甚至连周遭的亲人，都像卷入一场风暴，一不小心就被刮得千疮百孔、面目全非。"到底发生什么事了，一向疼爱我的家人，为何变得如此面目狰狞，强迫我做我不想做的事？"家人也很忧心，"为什么突然间完全不可理喻，把我们当成仇敌，根本变了一个人似的?”不明就里的旁观者，可能火上加油说风凉话：“一定是你们如何如何，才会造成这般那般。”不管是无知还是恶意，都令人难以消受。

对精神病拥有正确的认知，可以建立恢复正常生活的信念与希望。明白这些异状只是“病了”的警讯，就医时不至于慌乱彷徨。当然，精神病急性发作时，会造成病患与家属很大的情感负荷，但仍应尽力让抱怨、指责、冲突等负面情绪平息，才能对患者提供有效的帮助。

记得“对病不对人”。重要的不是谁对谁错，而是谁正在受苦，需要大家帮忙。当患者无理取闹时，要避免随便放话，例如“你若不好好吃药，医生就要帮你打针、把你关起来，我们也不要理你了”。应改为好言相劝：“吃药能帮你静下来，我们才能好好沟通，弄清楚是怎么回事，也不用担心会发生什么危险。”如果真的没办法说服，就要请医生帮忙，该住院就住院，情况改善自然就能出院。

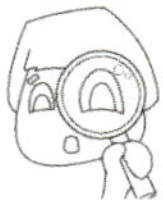

修补人生中失落的一页

风暴过去，免不了满目疮痍，但自怨自艾没办法带我们回到美好的过去，不如学学电影《乱世佳人》的女主角，先好好睡一觉，明天又是新的一天。台湾之光王建民，在美国职业棒球大联盟绽放光芒后，几次受伤倒下，经过漫长治疗复健，终于回到了投手丘。球迷们不忍苛责他球速不如之前快，成绩也明显下滑，还是愿意称赞他的勇气与毅力。不管之后的成绩如何，他已经为大家上了重要的一课。

首先要能衡量现实，尊重专家的意见，接受必要的治疗。纵使失败也不轻言放弃，持续依现实状况调整自己的期待和因应模式，给自己一个合理的目标，看看生命会走出怎样的一条新路。精神病患回归正常生活的历程，和选手回归球场的路途，不是一样的吗？自己若不努力，又如何能争取到再一次发光的机会？

精神病的复原过程的确漫长辛苦，尤其是精神分裂症患者生病之后，常有缺乏动力、持续力不佳、社交能力下降、认知功能退化等问题，而让做事时的执行功

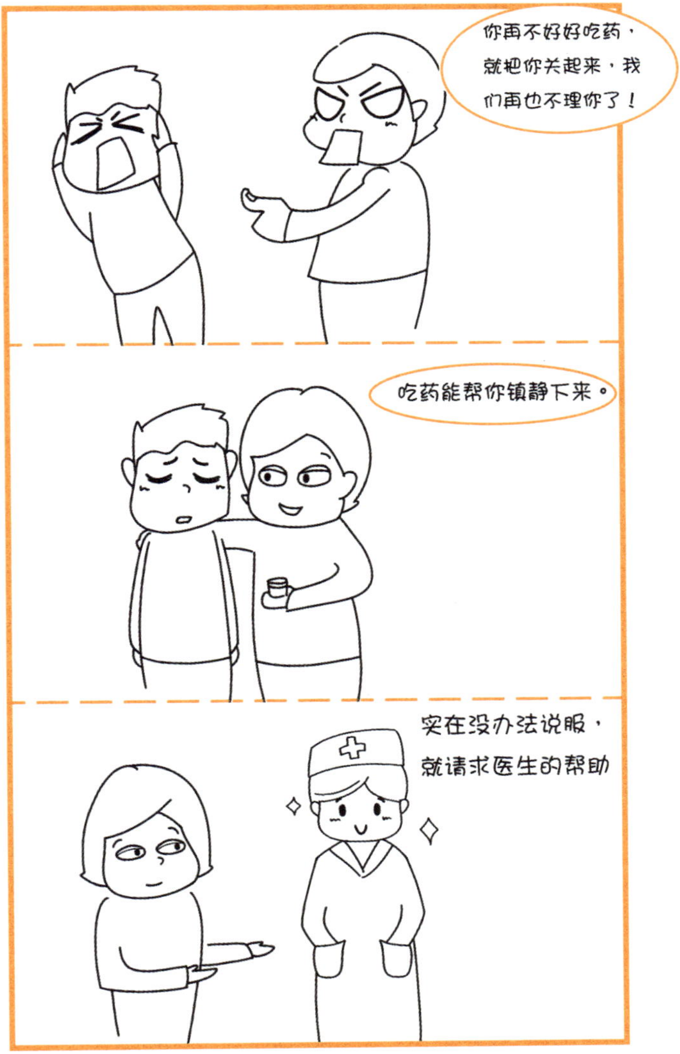
你再不好好吃药，
就把你关起来，我
们再也不理你了！
吃药能帮你镇静下来。
实在没办法说服，
就请求医生的帮助

能、问题解决能力、挫折忍受度和情绪调节等方面受到影响。偏偏外表却好手好脚、耳聪目明，说是生病、领了残障手册，别人不见得相信，还可能觉得只是懒惰，甚至怀疑是不是装病。

有的患者会选择自我放逐、怨天尤人、活在过去，也有人是把苦往肚里吞、消极认命。但怨天尤人也好、退缩自闭也好，都必须面对一段不容易的漫长历程，何妨干脆积极调适。最重要的是，要能接受生病之后的自己，或多或少会和先前有一段落差，必须重新调整期待、价值观以及压力因应模式，才不会觉得处处碰壁，走投无路。并且，在适当的时候，和适当的人讨论自己的困难，适度纾压，以免一不小心又把自己压垮了。

修复的历程，没有明确的路标与指示，只能摸着石头过河，安全第一，小心为上。很多人说生了一场大病，对生命会有不同的体认和看法。的确，精神病更是如此。这一段个人的、独一无二的生命历程，既然不能抹去，何不安然与病共处，来日再下一段精彩的注记，重新定义自己的价值。

后 记

期待雨过天晴、拨云见日

社会不安事件时不时就挑动大众敏感神经脆弱的一面，出版社频频催促进度，希望本书能解读者的部分疑惑。为难的是，处于这么多元文化的社会，尽管见识过不少“看似怪、疑是病”的个案，仍迟迟无法完稿，担心到时来看诊的尽是“就只是怪，还能怎样”的奇人异士。不过前辈们总是砥砺我辈，要有使命感哪！我试着从读者容易进入的主题出发，从行医多年的各种案例中筛选归纳，感性与理性并行，字斟句酌多时，终于完成所有篇章。

本书写作开始时，“精神分裂症”这个词已经用了一百年，但本书完成时，此症在台湾地区已改名为“思觉失调症”。还好改名对于本书内容并无任何影响。如果改变称呼是“去污名化”的作为，这本书所采取的则是深入了解以破除迷思的正面态度。

再记一个写书期间看到的案例。

> 一位三十多岁的上班族，三年前离职努力准备难度颇高的专业证照考试，但连续两年成绩都不理想，去年初开始退缩、敏感、多疑、情绪起伏大，年中明显发病，出现典型的妄想、幻觉和混乱言行，在某诊所积极治疗几个月后病情完全缓解，目前已确定可以回去参加原来的工作。患者自行上网查阅医疗资讯后，完全认同自己是精神分裂症患者，来到门诊是为了咨询是否还需要继续服药。如果没有家人在一旁确认他所描述的病史和治疗过程，我根本看不出他有什么问题，这位患者和一般印象中的精神病患截然不同。

希望本书再版时，可以有更多这样的案例放在第四章。借由知识的力量让更多人对精神病不再害怕、勇于面对、积极治疗。若能普遍达到这种预后，介绍精神病的书应该也会出现相当不同的样貌吧！

图书在版编目（CIP）数据

你的反常，他的日常：认识日常生活中的精神病 / 刘震钟著 . —北京：
中国工人出版社，2018.8
ISBN 978-7-5008-7011-1

Ⅰ . ①你…　Ⅱ . ①刘…　Ⅲ . ①精神病—防治　Ⅳ . ① R749

中国版本图书馆CIP数据核字（2018）第126063号

著作权合同登记号　图字：01-2017-6028
中文简体版 2018 年由中国工人出版出版。
本书由心灵工坊文化事业股份有限公司正式授权，同意经由 Ca-Link International LLC 代理，由中国工人出版社出版中文简体字版本。非经书面同意，不得以任何形式任意重制、转载。

你的反常，他的日常：认识日常生活中的精神病

出 版 人	芮宗金
责任编辑	杨博惠
责任校对	董春娜
责任印制	黄　丽
出版发行	中国工人出版社
地　　址	北京市东城区鼓楼外大街45号　邮编：100120
网　　址	http://www.wp-china.com
电　　话	（010）62005043（总编室） （010）62005039（出版物流部） （010）62379038（社科文艺分社）
发行热线	（010）62005049　（010）62005042（传真）
经　　销	各地书店
印　　刷	三河市文通印刷有限公司
开　　本	880毫米×1230毫米　1/32
印　　张	6.875
字　　数	100千字
版　　次	2018年10月第1版　2018年10月第1次印刷
定　　价	39.80元